CLINIQUE THERMALE

DE VICHY

PAR

LE DOCTEUR J. CORNILLON

ANCIEN MÉDECIN INSPECTEUR ADJOINT

DES EAUX DE VICHY.

CUSSET

IMPRIMERIE NOUVELLE, SIMON FUMOUX

9 et 11 — Place Victor Hugo — 9 et 11

—

1891

CLINIQUE THERMALE

DE VICHY

INTRODUCTION

Les Médications de Vichy aux différentes époques.

La lecture des premiers feuillets du livre
d'or de Vichy ne donne qu'une faible idée
de ce que sera la fin de l'ouvrage. Jusqu'au
commencement du XVIIe siècle, c'est le chaos
pour ne pas dire le néant ; mais à la création
de la surintendance des eaux minérales, on
constate déjà une ébauche de station thermale,
où se confondent l'Empirisme et le Merveilleux.

Bien qu'elles n'eussent pas de noms authen-
tiques, qu'elles ne fussent ni captées ni appropriées au besoin du public, les sources étaient
ce qui manquait le moins ici. On les classait,
comme aujourd'hui, en chaudes, tièdes et
froides ; quant à leur composition, elle était
encore ignorée. Aucune barrière ne les sépa-
rant des propriétés voisines, elles servaient autant à l'espèce animale qu'à l'espèce humaine.

Dans *Vichy à travers les siècles,* M. Mallat

nous apprend qu'au centre de ces fontaines le Roy avait fait construire un petit logis exposé au midi, contenant deux chambres carrées avec autant de baignoires dans lesquelles coulait l'eau minérale. Les canaux, qui l'y amenaient, desservaient aussi un bain découvert où les pauvres venaient se laver. A côté de cette piscine, s'en trouvait une autre destinée au même usage. Un conduit souterrain déversait dans l'Allier les eaux de ces bains quand elles avaient été utilisées. Autour de ces trois établissements, il y avait cinq ou six maisons particulières où les habitants de la localité louaient aux malades des cuvettes et du linge. Quant à la douche, elle consistait en une tinette percée, où se rendait l'eau minérale servant à l'arrosage des parties souffrantes.

Ainsi qu'on peut en juger par cette courte description, notre premier établissement thermal ne brillait ni par le confortable ni par la commodité.

A cause de la difficulté des transports, la fréquentation des stations balnéaires dans la première moitié du XVIIe siècle n'était conseillée que dans les cas désespérés, si bien qu'on serait presque tenté de croire que les médecins n'y envoyaient leurs malades que pour ne pas les laisser mourir chez eux. S'ils étaient riches, ils les accompagnaient, afin d'être certains qu'ils mouraient bien selon les règles de l'art. S'ils étaient pauvres, ils les abandonnaient à leur triste destinée.

Les intendants régionaux, Aubery, Drouin, Bompart, de Lorme et Griffet, qui avaient la surveillance des Eaux minérales du Bourbonnais, Auvergne, Bourgogne et Forest, ne vinrent jamais à Vichy, et ne cherchèrent pas à introduire des améliorations dans l'aménagement des sources et des bains. Ils autorisèrent même les malades à se soigner à leur guise. De telle sorte qu'on buvait où l'on voulait et ce qu'on voulait, qu'on se baignait et qu'on se faisait doucher, selon ses propres inspirations.

Avec Mareschal finit la première partie du XVIIe siècle, qui fut si peu féconde en résultats. Sa méthode consistait à se purger avant d'entreprendre sa saison ; une fois arrivé à Vichy, il fallait boire des eaux chaudes de préférence aux eaux froides ; quant à la dose à absorber, c'était au médecin traitant à l'indiquer. Toutefois, il était superflu d'en absorber de grandes quantités.

Le bain devait être administré le matin. Avant de le prendre, on devait être complètement à jeun et purgé. En sortant de l'eau, il fallait s'envelopper dans un drap, rester une heure environ et suer le plus possible. Une fois la saison achevée, il était indispensable de se purger fortement.

Ignorant la composition intime de l'eau de Vichy, ce praticien l'appliqua sans discernement, la conseillant dans les cas où elle est désavantageuse, et en défendant l'emploi là où elle est éminemment utile. Comment expliquait-il son action curative ? Une phrase, empruntée au livre de M. Mallat, va nous le faire savoir. Selon Mareschal, tandis que les eaux spirituelles du Saint Baptême remettent miraculeusement nos âmes en leur santé — santé que nous avions perdue par le péché de notre premier père — les eaux minérales constituent un merveilleux et spécifique remède pour la plupart de nos infirmités corporelles.

Avec l'institution des Intendants des eaux de Vichy, l'Empirisme cesse, l'ère scientifique commence. Ce sont eux qui ont créé et développé cette station thermale, et c'est Fouet qui à la fin de la seconde moitié du XVIIe siècle, si fertile en grands événements, lui donna le premier coup de pioche.

Au moment où il débuta dans la pratique,

les sources ont des noms, leur nombre est connu. Ce sont: la Grande-Grille, appelée aussi Puits-Rond, Grille-de-Fer ; le Puits-Carré ou Fontaine des Capucins, séparée de la précédente par la Maison du Roy ; le Gros-Boulet, situé sur les fossés de la ville, dont l'eau est moins chaude que celle des deux premières ; la fontaine froide des Célestins, qui se trouvait au-dessous du couvent des Pères de ce nom ; enfin, les Eaux tièdes des Petits-Boulets, au nombre de deux situés sur le chemin des Bains à Cusset. On les désignait aussi sous le nom de Fontaines Gargniès, en souvenir de celui qui les fit capter et aménager.

La composition de toutes ces sources était alors presque déterminée. Dans un mémoire qu'il adressa à l'Académie des Sciences, Duclos attesta que les eaux de Vichy contenaient un sel nitreux (sesqui-carbonate de soude), offrant beaucoup de ressemblance avec celui de l'eau minérale de Bourbon-l'Archambault. La seule différence qu'il constata entre eux, c'est que, par l'évaporation ou la distillation, celui de Vichy devenait jaune, tandis que celui de Bourbon-l'Archambault se colorait en ·rouge.

Fouet est plus catégorique. Pour lui, les Eaux de Vichy sont nitreuses, c'est-à-dire carbonatées sodiques. Il leur attribue trois propriétés principales. Elles sont apéritives, désopilatives et purgatives. Les deux premiers effets sont parfaitement exacts ; quant au troisième, vrai alors, il est faux aujourd'hui. Employée à doses massives — c'était le cas à cette époque — l'eau de Vichy provoque des évacuations nombreuses ; toutefois ces débâcles ne sont pas dues à la qualité du liquide absorbé, mais à sa quantité, car si on ingurgite, à jeun, de l'eau chaude en notable proportion, on obtient des résultats identiques. Si, au contraire, on prescrit des doses modérées ou faibles — ainsi que cela se pratique actuelle· ment — on n'observe aucun effet appréciable sur le tube digestif.

A chaque fontaine est attachée, selon Fouet, une vertu curative particulière. Le Puits-Carré et la Grande-Grille sont avantageuses dans les aigreurs, les pituites, les affections de l'estomac, les coliques intestinales, néphrétiques et bilieuses.

Le Gros-Boulet, les fontaines Gargniès et les Célestins calment les coliques, blanchissent les ictériques et dissipent les fièvres.

La règle thermale était des plus élémentaires. A son arrivée, le malade devait se reposer deux ou trois jours, se purger légèrement par des lavements laxatifs, boire de

l'eau de la source appropriée à son cas ; et,
après avoir été purgé quelquefois, s'arrêter de
boire pour prendre le bain. Après la saison, il
devait se purger de suite.

Ce traitement offre beaucoup d'analogie
avec celui qui était en vigueur du temps de
Mareschal. Mais, tandis que, dans la première
moitié du XVIIᵉ siècle, les affections des voies
urinaires seules sont traitées à nos sources ;
avec Fouet, celles du foie et du tube digestif
viennent s'ajouter aux précédentes.

Bien qu'étranger à ce pays, ainsi que le fait
remarquer M. Mallat, Helvétius crut devoir,
dans la première moitié du XVIIIᵉ siècle,
donner quelques conseils à ceux qui fréquen-
taient notre station. Jusqu'alors on se contentait de se purger à son arrivée à Vichy ;
maintenant il faut se faire tirer, en outre, trois
palettes de sang. C'était peu engageant, je
l'avoue ; mais, décemment, pouvait-on faire
mentir Molière ? Le troisième jour, la saison
commençait par l'absorption de six verres
d'eau minérale, le plus généralement d'eau de
la Grande-Grille et du Gros-Boulet. Très rapidement, on arrivait à douze ou quatorze
verres, dose que l'on continuait durant huit ou
dix jours, pour diminuer ensuite jusqu'à la fin

du deuxième septénaire, époque à laquelle on s'arrêtait. Pendant ces deux septénaires, on prenait six bains dans lesquels l'eau du Puits-Carré, de la Grande-Grille et de l'Allier entrait par parties égales. Durant le troisième septénaire, on prenait six douches chaudes et, avant de quitter Vichy, on buvait un jour ou deux et on se purgeait.

La méthode helvétienne fut observée pendant la plus grande partie du xviiie siècle. L'intendant des Eaux, Tardy, l'appliqua scrupuleusement sans presque rien y changer. Cependant, il ne poussait pas les doses aussi loin que le recommandait Helvétius. Il déclarait même qu'il valait mieux boire peu que boire trop. L'émétique étant alors en honneur, il était tout naturel qu'il le conseillât comme agent purgatif. N'avait-il pas, en effet, conservé une existence royale ?

Aux approches de la Révolution, les saignées préparatoires étaient tombées en désuétude. On devenait également avare de l'eau minérale. Trouvant que le verre était une mesure trop vaste, Tardy le remplaça par le gobelet, auquel Desbrest substitua l'once pour un motif analogue. Il recommanda même de ne pas dépasser seize ou vingt onces au début de la cure, et de n'augmenter les jours suivants qu'avec prudence. Craignant sans doute de ne pas être suffisamment compris, il posa ce principe qu'on ne doit jamais boire plus de quatre livres d'eau chaque jour, et même cette dose est-elle souvent trop élevée. Dans les embarras d'estomac, du foie et de la rate, deux livres peuvent suffire. De Brieude, qui était presque le contemporain de Desbrest, renchérit encore sur sa méthode, et déclara catégoriquement que l'eau à boire variait entre une pinte ou deux, quelle que fût la nature des cas.

Pendant toute la durée de la Révolution et de l'Empire, Vichy fut délaissé. Giraud et Rabusson — qui exerçaient alors près de cette station — n'innovèrent rien et conseillèrent en général les doses moyennes dont Desbrest et De Brieude avaient été les promoteurs. Sous la Restauration, il se produisit un petit réveil scientifique auquel l'inspecteur Lucas prit une large part.

Au moment où il exerçait à Vichy, la méthode Broussaisienne était dans toute sa splendeur. Les saignées coup sur coup étaient admises comme un dogme dans toutes les inflammations aiguës, y compris la fièvre typhoïde.

Il y avait donc un certain courage à en signaler les abus et à en démontrer les périls à l'égard des maladies chroniques. Non seulement Lucas n'est pas partisan des saignées du bras au début de la cure, mais encore il attribue à l'application des sangsues dans les affections aiguës du ventre, l'inconvénient de provoquer une débilité profonde des viscères abdominaux et une disposition variqueuse de leur tissu. Si la première assertion est absolument exacte, la seconde demande confirmation.

A la fin de la Restauration, les sources étaient au nombre de sept, une de plus que du temps de Fouet. La Grande-Grille, le Puits-Carré et les Célestins seuls avaient conservé leur nom primitif, le Gros-Boulet prit celui de l'Hôpital, et les Fontaines Gargniès s'appelèrent Lucas et des Acacias. Plus tard, ces deux fontaines furent réunies, et le nom des Acacias disparut. Somme toute, le Petit Puits Carré et le Puits Chomel furent, en réalité, les seules sources dont Vichy s'enrichit dans l'espace de deux siècles.

Si nous trouvons tout naturel qu'on donne à une source le nom de celui qui l'a découverte, nous ne voyons rien de plus mesquin que de débaptiser celle qui est connue et ap-

préciée du public, car ce changement de dénomination jette la confusion dans l'esprit du
médecin étranger à la pratique thermale sans
profiter au malade. On eut donc pu conserver
le nom de Gargniès aux deux fontaines dont
l'existence datait de cent cinquante ans.

En 1830, avec la chimie qui s'empare de
Vichy, il se produit une véritable éclosion de
doctrines. Noyer marche à l'avant-garde, mais
il ne va pas tarder à être suivi. Imbu des idées
philosophiques du temps, il proclame hautement
l'excellence du vitalisme. Les tissus, dit-il, qui
composent notre organisation, sont soumis à
des lois ou propriétés vitales qui sont la con-
tractilité et la sensibilité. Tant qu'elles existent
dans un organe, il y a vie; dès qu'elles cessent,
il y a mort. Cette somme de vitalité doit toujours être uniforme; elle ne peut être ni aug-
mentée ni diminuée, sans porter le trouble
dans la fonction que doit remplir l'organe qui
la reçoit, et comme toutes les fonctions se lient
les unes aux autres, il s'ensuit que quand une
fonction est troublée, toutes s'en ressentent
plus ou moins. C'est cette uniformité dans la
vitalité des organes qui constitue l'état de
santé; l'effet contraire constitue l'état morbide.
Pour mettre en jeu ses propriétés vitales,

chaque organe a donc besoin d'un degré de
stimulation nécessaire à la fonction dont il est
chargé; mais, si cette stimulation dépasse le
but, si elle rompt l'équilibre des fonctions, elle
devient alors un moyen thérapeutique et perturbateur. C'est en stimulant qu'agit Vichy
dans toutes les affections intéressant les organes et reconnaissant pour principe l'irritation.

Cette doctrine vitaliste n'influença pas le
mode d'administration des Eaux. Ainsi que ses
prédécesseurs, Noyer prescrivit des doses modérées, variant depuis deux verres jusqu'à six,
à intervalle d'une demi-heure.

La doctrine vitaliste fut totalement éclipsée
par la doctrine humorale dont Petit s'institua
l'apôtre à Vichy. D'après lui, l'économie est un
vaste laboratoire où s'exécute une suite ininter-
rompue de réactions chimiques, en vertu des-
quelles s'accomplissent les fonctions digestives
et respiratoires, l'assimilation et les sécrétions.
Il faut que les éléments entrant dans la composition de nos humeurs, s'y trouvent en proportions normales pour que ces réactions se produisent. Si quelques-uns de ces éléments sont
en plus ou en moins, ou viennent à manquer
tout à fait, les réactions chimiques nécessaires

à l'entretien de la vie ne pouvant plus avoir lieu, il survient des troubles plus ou moins graves dans la santé, et quelquefois même la cessation de la vie. C'est pourquoi le meilleur moyen d'empêcher les maladies serait de nous soustraire à toutes les causes pouvant faire varier les éléments du sang, en changer les proportions normales ou les altérer.

Ainsi pour Petit les modifications anatomiques des tissus, leur désagrégation ne jouaient qu'un rôle secondaire dans les maladies, le sang étant le grand facteur morbigène. Si le fer y faisait défaut, on avait l'anémie ; si les acides urique et phosphorique s'y trouvaient en excès, on avait la goutte. Dans le premier cas, on devait administrer des préparations martiales ; dans le second, un alcali ou un sel alcalin, l'eau de Vichy par exemple. Quant aux doses nécessaires, pour arriver à neutraliser ces acides, Darcet les avait indiquées en 1825. D'après des expériences faites sur les lieux, il reconnut qu'en prenant deux verres d'eau de Vichy à jeun, l'urine devenait promptement alcaline ; que celle rendue dans la journée offrait les mêmes caractères, et que ce n'était que huit ou dix heures après, qu'elle reprenait son acidité ordinaire. En poussant plus loin ses investigations, il observa que trois verres d'eau de

Vichy bus à jeun rendaient l'urine alcaline pendant près de 24 heures, et qu'en absorbant quatre verres d'eau, l'urine restait constamment alcaline ; cinq verres à jeun produisaient naturellement les mêmes effets et d'une manière encore plus prononcée ; l'alcalinité augmentait dans l'urine de la nuit, si on s'était baigné dans l'eau minérale avant le dîner, et surtout si on buvait un verre d'eau de Vichy dans le courant de la soirée. Lorsque les buveurs suivaient cette conduite pendant toute la durée de leur saison, leur urine restait constamment alcaline.

Ce qui se passait à l'état normal devait également avoir lieu à l'état pathologique. Petit s'empara donc des expériences de Darcet et en fit la base du traitement thermal des maladies chroniques tributaires des Eaux de Vichy. Il s'évertua ainsi à ramener les humeurs à l'état alcalin. Pour cela, il prescrivit des doses d'eau minérale variant entre dix verres et vingt-quatre ou plus, avec des bains chaque jour. Afin d'être bien certain que l'alcalinisation était permanente, il recommanda à ses clients de se munir de papier de tournesol et de contrôler eux-mêmes l'effet des Eaux. Si malgré les doses qu'ils avaient absorbées, l'urine persistait à rester acide, ils devaient les augmenter jusqu'à ce que la réaction qu'il voulait obtenir, se produisit et se maintint.

Pendant que l'humorisme s'appuyant sur la chimie cherchait avec Petit à régner sur Vichy, l'éclectisme lui disputait le terrain avec Prunelle. Ce dernier refusa d'admettre que par l'analyse chimique seule, on pouvait déterminer les propriétés médicamenteuses d'une eau minérale quelconque, sans avoir recours aux effets observés dans les maladies. Il allégua en outre qu'on commettait une grave erreur, en attribuant à un principe unique, quelque dominant qu'il pût être, toutes les propriétés d'une eau minérale. Afin d'expliquer sa pensée, il ajouta : « le bicarbonate de soude et l'acide carbonique sont la base médicamenteuse de l'eau de Vichy, se la partagent; quant aux autres éléments qui entrent dans sa composition, ils figurent comme adjuvants et correctifs. Si ces doses toutes minimes qu'elles sont, n'étaient pas suffisantes pour modifier ou augmenter ce médicament, on préparerait une agréable eau de Vichy avec cinq grammes de bicarbonate de soude et quatre grammes d'acide carbonique. Malheureusement, il n'en est rien. L'expérience journalière proteste énergiquement contre toute assimilation des eaux naturelles aux eaux artificielles.

« Quant aux propriétés des Eaux de Vichy, elles varient essentiellement en raison de leur mode d'administration, des circonstances, du malade ou de la maladie dans laquelle cette administration aura lieu. Par conséquent, les doses changent selon les affections, l'âge et la constitution du sujet. » C'est absolument conforme à l'observation clinique.

En professant, il y a une quarantaine d'années, que les Eaux de Vichy avaient fait plus de victimes que l'abus du mercure dans la syphilis, et en leur reprochant d'engendrer la cachexie alcaline, Trousseau porta un coup funeste aux grosses doses préconisées par Petit. Les doses moyennes, dont Prunelle se contentait, se ressentirent aussi de cette attaque si peu justifiée pour ne pas dire intéressée, et, à partir de ce moment, les malades ne s'approchèrent plus qu'avec timidité des sources, et, dès le premier malaise, s'empressèrent de quitter la station. Il fallait arrêter cette désertion en atténuant le traitement thermal ; tout le monde le comprit ainsi à Vichy, mais nul avec autant d'à-propos que Daumas. Aux litres de Petit et aux verres de Prunelle, il substitua la cuillerée à bouche et même à café ; il appliqua, en un mot, la doctrine homœopathique dans toute sa rigueur.

Le tort de Daumas fut de se montrer trop exclusif. Chez les enfants, les vieillards et les femmes névropathiques, les doses faibles conviennent mieux que les doses élevées ou moyennes ; mais chez l'adulte, surtout s'il est atteint d'une congestion du foie, l'eau minérale doit être distribuée avec moins de réserve.

Dans ce long exposé, nous avons essayé de donner une faible idée des médications usitées à Vichy depuis le XVIIe siècle jusqu'à nos jours. Pour cela, nous avons dû fouiller les cimetières et faire parler les morts. Notre tâche étant achevée, nous laisserons à M. Mallat le soin de parler des vivants.

I

DE L'EMPLOI
DE
L'EAU DE VICHY
CHEZ LES NÉVROPATHIQUES ET LES CARDIAQUES

Les affections nerveuses ne sont pas justiciables des eaux alcalines de Vichy, il en est de même de celles du cœur. Mais il arrive assez souvent que des névropathiques ou des cardiaques se rendent à cette station pour des troubles du tube digestif ou de ses annexes, pour des manifestations goutteuse ou rhumatismales contre lesquelles les médications ordinaires sont demeurées impuissantes. Dans ces cas, quelle est la conduite à tenir ?

L'hystérie est, assurément, le type le plus commun des désordes de l'innervation qui se présente à nous. Les personnes qui en sont atteintes ressentant très fréquemment, à une époque quelconque de leur existence, tantôt de la gastralgie rebelle, tantôt des coliques hépatiques, réclament un jour ou l'autre notre intervention. Il en est d'autres, enfin, qui viennent chercher à nos thermes un soulagement à des souffrances qui n'ont aucun rapport avec leur état nerveux.

Chez tous ces malades, il ne faut jamais perdre

de vue l'hystérie, qui est le phénomène primor-
dial et prédominant, et n'agir contre l'affection
secondaire qu'avec la plus grande circonspection.
Plus peut-être que les autres types de névropathie,
l'hystérique se prête mal à une cure alcaline active ; il en est même qui ne peuvent absorber un
demi-verre d'eau minérale sans éprouver des malaises. — Tantôt c'est la strangulation qui renaît,
tantôt ce sont les douleurs ovariennes qui deviennent plus impérieuses. D'autres se plaignent de
névralgies ; enfin, il en est qui ont de réels et com-
plets accès. On suspend alors la cure, l'appétit
et le sommeil reviennent, l'agitation cesse. Trois
jours après on conseille l'usage d'une autre source,
plus faible, on s'en tient à des doses homœopa-
thiques ; malgré ces précautions, les mêmes phénomènes d'excitation ne tardent pas à se renouveler. On s'adresse, enfin, à une troisième et
quatrième source, et au bout d'un laps de temps
très court, on est toujours obligé de s'arrêter pour
les mêmes motifs.

Que l'affection secondaire (gravelle, gastralgie,
goutte, etc.), soit liée ou non à l'affection principale, l'hystérie, on observe les mêmes phénomènes
d'intolérance. Les exemples de colique hépatique
ou néphrétique ne sont pas rares à Vichy ; ils
constituent même les grands ennuis de la profession ; cependant, tout se passe le plus régulièrement du monde chez les personnes non impres-
sionnables ; l'accès, variable quant à son intensité

et à sa durée, se termine brusquement. A un état de malaise indéfinissable succède un état de bien-être inexprimable, et, à bref délai, on peut reprendre la cure. Chez l'hystérique, la marche de l'accès est toute différente ; — les souffrances sont plus aiguës, plus intolérables. Pendant leur évolution, il s'y mêle presque toujours des accidents nerveux spéciaux (boule hystérique, ovaralgie, clou hystérique) dont la prédominance fait hésiter parfois le diagnostic. Quand la colique est dissipée, il n'est pas rare d'observer à la suite un ou plusieurs grands accès convulsifs, avec pleurs, agitation excessive, contraction des mâchoires, Ajoutons que c'est surtout chez l'hystérique qu'on a enregistré ces accès à répétition qui font le désespoir des médecins, en obligeant les malades à garder le lit pendant des mois. C'est évidemment à l'état du plexus solaire qu'il faut attribuer cette particularité pathogénique.

Dans tous ces cas, la valeur séméiologique de l'hystérie est considérable. En effet, si on astreignait les sujets à une cure ordinaire, il surviendrait, à bref délai, de véritables accès nerveux avec tout leur cortège symptomatique. Ces accès prendraient même une force et une fréquence inusitées jusque-là.

Que doit-on faire alors? s'abstenir; c'est une méthode commode et peu compromettante. L'hydrothérapie, sans jouer un rôle prépondérant, nous fournit souvent le moyen de remédier à cet état de choses fâcheux. Mais, si elle permet de conjurer les troubles nerveux, elle n'a aucune action sur la maladie pour laquelle le sujet a été adressé à Vichy.

La balnéation n'est d'aucun secours ; je dirai plus, elle est nuisible, parce que la plupart du temps elle est mal supportée, soit parce que le bain a une température trop élevée, soit par suite du dégagement de l'acide carbonique, soit pour autre motif. Il n'y a pas à y songer.

L'eau minérale alcaline, au contraire, est absorbée sans trop de répugnance ; elle ne provoque, le plus souvent, ni nausées, ni vomissements, mais elle excite puissamment les fonctions du système nerveux. Pour éviter cet écueil, nous possédons deux correctifs puissants : le bromure de potassium et le chlorhydrate de morphine. On administre tantôt l'un, tantôt l'autre ; parfois tous les deux simultanément. Sous l'influence de ces puissants sédatifs,. on parvient le plus généralement à conjurer les troubles nerveux. Malgré cela, la cure doit-être modérée et courte, car les mêmes accidents seraient à déplorer une fois qu'elle serait terminée.

Les épileptiques qui nous tombent sous la main sont un résultat du hasard ou de l'erreur. Vichy ne leur est utile dans aucun cas, que ce soit le vulgaire vertige ou la grande attaque, peu importe. Il y a contre-indication absolue, formelle. Nous ne faisons des réserves que pour les accidents épileptiformes liés à des affections du foie et du rein.

M. Sénac a été maintes fois témoin de semblables troubles nerveux pendant le cours de coliques hépatiques. Plus loin, nous nous expliquerons à ce sujet.

Il y a une dizaine d'années, j'eus l'occasion de soigner un jeune officier de notre armée qui, à la suite d'une chute de cheval, devint tout à coup épileptique. Ainsi que beaucoup de ses semblables, il ignorait l'existence de son mal ; comme il souffrait un peu trop fréquemment de dyspepsie, il consulta sur ce point une des lumières de la science, qui n'hésita pas à me le confier.

Ce malade se plaignait de vertiges répétés dans lesquels il perdait à peu près connaissance ; notre éminent confrère rattachait ces accidents vertigineux aux altérations gastriques, et moi-même je fus amené à partager cette opinion. Je prescrivis de l'eau de l'Hôpital à dose faible et deux douches froides par jour. Le traitement fut mal supporté, à ma grande surprise. Les vertiges, au lieu de diminuer, augmentaient ; la dyspepsie, au lieu de décroître, s'aggravait chaque jour. Je persistai néanmoins. C'est alors que durant une semaine et plus, il survint chaque soir un grand accès avec convulsions et coma.

Ignorant le rôle que pouvait jouer l'eau minérale dans la production de ces accidents, effrayé

de l'apparition de désordres si imprévus, je me
livrai à une enquête près de la famille. J'appris
alors que cet officier, depuis sa chute de cheval,
était sujet à ce genre de phénomènes convulsifs
deux ou trois fois par an, au plus, et qu'on était
tout étonné de voir leur réapparition aussi fréquente depuis qu'il résidait à Vichy. Dès ce moment, je n'hésitai pas à accuser l'eau minérale
de la fréquence exceptionnelle de ces accès, et
je discontinuai la cure.

En 1883, je traitai, dans mon service d'hôpital, un cultivateur de 45 ans environ, pour une
dyspepsie chronique avec vertigo a stomacho
lœso. Ignorant que cet individu avait un frère
idiot et un autre épileptique, je lui conseillai des
douches froides et de l'eau de l'Hôpital à l'intérieur. Les deux premières semaines se passèrent
sans incident notable. Il mangeait et digérait,
dormait suffisamment, mais se plaignait de temps
en temps de violents maux de tête. Quelques jours
avant son départ, il fut pris d'une attaque formi-
dable d'épilepsie qui dura plusieurs heures ; le
lendemain, quoique j'eusse cessé toute intervention
hydriatique, il eut deux attaques aussi fortes et
aussi longues que la première. Pendant toute la
semaine qu'il passa encore avec nous, il en
éprouva d'autres, plus ou moins intenses. Quand
sa femme vint le chercher, elle nous avoua timi-
dement qu'il était sujet à « des attaques de nerfs »

pendant sa jeunesse, mais que depuis longtemps, il n'avait pas éprouvé d'accidents analogues. Dans ce cas, comme chez le précédent, l'usage de l'eau de Vichy provoqua un coup de fouet et fit renaître des désordres nerveux disparus ou tout au moins assoupis.

En 1885, c'était un diabétique encore jeune qui payait de la vie sa discrétion exagérée. Sujet à des attaques d'épilepsie qui se renouvelaient environ tous les six mois, il espérait pouvoir terminer sa cure sans être inquiété par elles, d'autant plus que sa dernière attaque ne remontait qu'à quelques semaines. Ignorant toutes ces particularités, je lui prescrivis le traitement ordinaire. Il but donc à la Grande-Grille ou aux Célestins et alla à la douche chaque matin. Sauf d'insignifiantes douleurs de tête, tout se passa sans incident notable pendant vingt jours. Mais la veille de son départ, ce malade fut pris, au lever, d'accès d'épilepsie d'une violence extrême, qui se succédèrent sans interruption durant quarante-huit heures.

Je pourrais multiplier à loisir les exemples de ce genre; dans tous les cas l'épilepsie fut aggravée par l'absorption de l'eau alcaline. Les accès devinrent plus fréquents et plus terribles que par le passé, tandis que l'affection contre laquelle était dirigée la cure ne subissait qu'une très faible atténuation.

Chez nos hystériques, lorsque le traitement thermal semble réveiller les phénomènes nerveux, nous avons des correctifs, mais dans l'épilepsie nous sommes entièrement désarmés. Le bromure de potassium, qui réussit parfois d'une façon étonnante en dehors du traitement thermal, l'hydrothérapie, qui produit souvent des effets merveilleux, deviennent tout à fait insuffisants, dès que l'épileptique boit à nos sources ; le plus sage est donc de s'abstenir.

Dans les attaques convulsives liées à la lithiase biliaire, une intervention thermale prudente est aussi obligatoire que salutaire. Dans ces cas fort rares, la cure sera courte et la boisson mesurée, afin d'éviter les poussées hyperémiques du foie, qui sont le point de départ des troubles nerveux subséquents. Au besoin, on conseillera deux saisons dans la même année, l'une au printemps, l'autre à l'automne. L'hydrothérapie, sous quelque forme que ce soit, sera sévèrement proscrite. Autant elle est efficace dans l'épilepsie essentielle, autant elle est nuisible dans l'épilepsie liée à des calculs biliaires. En provoquant le retour de la colique hépatique — ce qui aurait certainement lieu — elle raménerait à sa suite tout le cortège effrayant des phénomènes convulsifs.

Le bain minéralisé tempéré, de quinze à vingt minutes, n'offre pas les mêmes dangers : c'est donc à lui qu'on devra recourir comme complément de la cure.

A nos thermes, nous voyons des alcooliques à tous les degrés depuis le vulgaire pituiteux jusqu'au cirrhotique et au Brightique. Nous nous expliquerons sur ces différents cas. Pour le moment, nous ne voulons parler que des alcooliques nerveux. Chez cette catégorie d'individus, l'intempérance s'est traduite par des accès réitérés de *delirium tremens,* des hallucinations de l'ouïe et de la vue, par des cauchemars ; ils ont du tremblement de la langue, des lèvres, des membres ; leur intelligence est obtuse, ils ont l'air ahuri. Grands buveurs, ils sont au contraire peu *mangeurs.* C'est pour remédier à cette anorexie qu'on nous les confie le plus souvent, et un peu aussi pour les chasser du milieu où ils ont contracté leurs funestes habitudes.

Dans ces cas spéciaux, le traitement alcalin peut-il être profitable ? L'affirmation n'est pas douteuse.

En même temps qu'il enfreint fréquemment les règles bromatologiques qui ont été formulées, soit par défaut de mémoire, soit par négligence, l'ivrogne s'astreint assez mal à une cure thermale, non pas qu'il cherche à éluder la prescription qui lui a été faite, loin de là, il tend toujours à outrepasser les doses ordonnées. Il s'en suit qu'on est contraint de modérer l'ardeur de ces nouveaux convertis ; autant jadis ils s'interdisaient l'usage d'une eau quelconque, plus maintenant ils sont disposés à outrepasser les doses admises : ils

s'évertuent, dirait-on, à faire acte de prosély-
tisme.

Cette manière d'agir est fort excusable de leur
part, pour peu qu'on y réfléchisse. D'abord les
ivrognes sont généralement altérés, et ensuite nos
eaux jouissent de l'heureux privilège d'être absorbées sans dégoût ni répugnance. Pour peu
qu'on n'y prenne garde, cet excès de zèle se traduit
par l'apparition de désordres divers : le sommeil
devient plus agité, il y a des rêvasseries conti-
nuelles, le pouls s'accélère, la tête est chaude,
le tremblement des membres tend à augmenter.
On dirait que l'eau minérale produit une ivresse
particulière chez ces individus.

Qu'adviendrait-il si on continuait des doses élevées ? Les phénomènes nerveux subiraient une
aggravation telle que le malade, à son retour,
serait plus surexcité, plus irritable que jamais.

C'est dans ces cas si répandus qu'une main
inflexible est nécessaire, obligatoire. La douche
froide constituera une partie essentielle du traitement thermal. Elle sera utilisée de préférence au
bain, qui ne peut produire et ne produit jamais
que des résultats négatifs.

L'eau minérale sera distribuée avec parcimonie.

Toutes ces précautions seraient, la plupart du
temps, illusoires, si on ne modifiait pas le régime. Sans proscrire le vin d'une façon absolue,
on en diminuera la quantité aux repas ; on suppri-
mera radicalement les liqueurs et ce que l'on

appelle les accessoires « *post ou ante cibum* ».

Le lait n'est pas toujours très bien toléré par les alcooliques sans appétit ou digérant mal, il n'est pas très utile d'insister sur cette partie de la diététique.

En ne s'écartant pas de ces règles précises, non seulement on arrive à remédier aux désordres digestifs des alcooliques, mais encore, pour peu qu'on persévère dans cette voie, on corrige leurs funestes penchants. Une fois rentrés dans leur pays, il en est qui retombent, qui reviennent « à leurs premières amours », et ils sont nombreux ; mais beaucoup d'autres prennent en considération les avertissements qui leur ont été donnés, et mènent une conduite plus régulière. L'oisiveté, la vie de rentier est souvent la cause de cette décadence de l'espèce humaine ; en astreignant l'acoolique à une occupation physique quelconque, on éloigne peu à peu de lui l'idée de la boisson.

La morphiomanie s'attaque à toutes les conditions sociales, à tous les sexes, on pourrait presque dire à tous les âges. Comme l'alcoolisme, c'est la plaie vive de la fin du xixe siècle. Les morphiomanes, nombreux partout, sont plus nombreux encore à Vichy, où ils viennent chercher « *proprio motu* » ou autrement, du soulagement à leurs souffrances imaginaires ou tout au moins exagérées.

Le point d'origine de la morphiomanie est une

souffrance réelle ; le plus ordinairement une gastralgie rebelle, des coliques hépatiques ou néphrétiques.

Par tempérament, les morphiomanes se rappro-
chent des névropathiques, quand ils ne le sont pas
déjà avant d'avoir fait usage de la morphine. Très
accessibles à la douleur, ces malades cherchent
d'abord un soulagement rapide et facile dans les
injections hypodermiques. Ils les réclament, ils
poussent, en un mot, à la consommation, et enfin
finissent par se les pratiquer eux-mêmes. Dès ce
moment, le mal est fait, rien ne peut le conjurer.
En effet, peu à peu, ils répètent les injections,
augmentent les doses et il arrive un moment où
ils ne peuvent demeurer quelques heures en repos
sans le secours de la précieuse liqueur.

Comme les névropathiques en général, les morphiomanes ne supportent le traitement alcalin que
s'il est modéré ; pour peu qu'il soit trop actif ou
trop long, les douleurs rénales hépatiques, stoma-
cales ou autres, ne tardent pas à se réveiller et à
commander des injections morphiniques plus fortes
et plus répétées.

Dès que ces malades touchent à notre sol, doit-
on s'efforcer de supprimer radicalement cette pratique ? Evidemment non. — Dans tous les cas où
nous avons procédé de la sorte, nous avons eu à
déplorer notre conduite : les douleurs reprenaient
plus aiguës et plus fréquentes que par le passé.
Etait-ce un effet de la cure ou de la suppression de

ce précieux aliment ? Nous l'ignorons. Outre l'excitation cérébrale, il survenait des malaises divers, la plupart du temps indéfinissables, l'appétit se perdait, les digestions devenaient plus laborieuses. Tous ces phénomènes gênants ne disparaissaient que quand on revenait aux anciennes coutumes.

Limiter chaque jour les doses de morphine en suivant une progression décroissante insensible, m'a toujours paru la manière d'agir la plus sûre. En procédant ainsi, nos faibles quantités d'eau minérale étaient parfaitement tolérées sans provoquer des phénomènes nerveux tangibles, et peu à peu la funeste habitude de nos malades s'amoindrissait en même temps que disparaissait la souffrance qui lui avait donné naissance. Dans tous ces cas, l'hydrothérapie nous prête son puissant concours, soit en agissant sur la circulation générale, soit en modifiant avantageusement les fonctions du système nerveux.

Comme l'alcoolique, le morphiomane est appelé à rechuter ; le premier, parce qu'il ne peut rester sans boire ; le second, parce qu'il ne peut rester une minute sous le coup de la souffrance. Le bien-être qu'il éprouve de nos eaux et de nos conseils n'est donc qu'éphémère si on ne prend la sage précaution de lui soustraire « son ange consolateur », sa seringue de Pravaz, comme on a soustrait à l'ivrogne « sa chère bouteille ».

Les paralysies d'origine cérébrale, qu'elles soient

dues à une hémorrhagie ou à un ramollissement, ne constituent pas une contre-indication absolue au traitement alcalin. Toutefois, nos eaux n'ont pas la propriété par trop enviable de les amoindrir, comme aussi elles ne doivent jamais être accusées de les avoir augmentées.

C'est constamment à titre de complications que nous voyons des paralysies à Vichy, jamais en temps que maladies primitives, isolées. Ainsi qu'il est permis de le supposer, c'est le diabète qui nous fournit le plus gros contingent de cet ordre de lésions. Aucune de ses périodes n'en est exempte. Si tous les sexes y sont à peu près également prédisposés, il n'en est pas de même des âges. C'est entre 50 et 60 qu'elles sont le plus communes.

Quelle est la conduite à tenir ? Lorsque le cas est récent, le plus sage est de s'abstenir ; mais si l'ictus remonte à une époque reculée, le diabétique peut et doit suivre sa cure. La présence de la glycose dans le sang prédispose à l'hémorrhagie cérébrale mieux que l'état plus ou moins athéromateux des artères de l'encéphale. C'est un fait à peu près universellement admis. De plus, comme nos gangréneux, nos hémiplégiques sont souvent des diabétiques méconnus ou qui n'ont pas voulu se soigner. Or, dans ces cas, en diminuant la glycosurie, on affaiblit la prédisposition, on éloigne les hémorrhagies ultérieures, si on ne les empêche pas d'une façon définitive.

Chaque année, j'ai à traiter des diabétiques pa-

ralytiques, toujours j'ai conseillé le traitement alcalin habituel, sans trop discuter les doses. A l'eau
minérale, je joins habituellement l'hydrothérapie,
les frictions sèches, le massage, et, malgré cette
thérapeutique active, je n'ai jamais consigné chez
mes malades un seul retour de l'hémorrhagie cérébrale pendant leur séjour à Vichy. Quant aux
symptômes dont ils se plaignent à peu près tous :
polydipsie, amaigrissement, polyurie, etc., ils
s'amendent le plus souvent dans un laps de temps
très court ; et, comme pour les cas simples, les déperditions glycosiques subissent une rétrocession
marquée..

Quelques esprits judicieux ayant supposé que
les Eaux de Vichy pouvaient être de quelque utilité
dans les crises gastriques de l'ataxie locomotrice,
nous ont adressé à l'hôpital plusieurs malades présentant ce genre de souffrances. Nous n'avons pas
tardé à nous apercevoir que l'analogie qu'on avait
voulu créer entre les crises de la sclérose des cor-
dons postérieurs et la gastralgie rebelle, ou les
douleurs de l'ulcère simple de l'estomac, n'avait
pas de raison d'être. En effet, sous l'influence du
traitement thermal, ces crises gastriques ne fai-
saient que s'aggraver, et les injections de chlorhydrate de morphine pouvaient seules les calmer.

Toutes les affections chroniques du cœur s'observent à Vichy, à une période quelconque de leur
évolution. Tantôt elles constituent une entité morbide indépendante, distincte ; tantôt, au contraire,

elles sont liées d'une façon intime aux troubles fonctionnels des voies digestives ou de ses annexes, que nous sommes chargés de combattre et d'amender.

Les engorgements du foie, qui sont si fréquents chez nous, reconnaissent souvent pour cause unique une insuffisance valvulaire ancienne ; les néphrites chroniques, la lithiase biliaire, s'accompagnent parfois de lésions organiques du cœur qui ne sont pas sans influence sur la circulation générale. Ces altérations cardiaques ne doivent pas être ignorées, car elles exposeraient le malade à des accidents de la plus haute gravité, et le médecin aux plus sérieux mécomptes.

Prises dans leur ensemble et sans distinction de formes, les affections chroniques du cœur sont-elles une contre-indication à la cure alcaline ?

Il y a une trentaine d'années, Nicolas (1) faisait paraître une brochure qui eut, à l'époque, un grand retentissement. Il y prétendait que nos sources avaient le pouvoir de dissoudre les végétations, dépôts fibrineux ou indurations qui se forment sur les valvules et à l'origine de l'aorte. A cette époque, on était imbu des idées de Prunelle, qui répandait *urbi et orbi* que l'eau de la Grande-Grille dissolvait les engorgements de l'abdomen, et jouis-

---

(1) Aperçu clinique sur l'utilité des alcalins, et surtout des eaux minérales de Vichy contre certaines affections organiques du cœur. — 1851.

sait d'une action élective sur le système de la veine
Porte. A l'appui de son opinion, Nicolas citait des
exemples nombreux de guérison tirés, soit de sa
pratique hospitalière, soit de sa clientèle urbaine.

C'était reconnaître implicitement, aux Eaux de
Vichy, une spécialisation de la plus haute portée ;
mais malheureusement la clinique n'a pas sanctionné cette prétention. M. Sénac n'a jamais vu
les Eaux de Vichy amener la résorption des végétations valvulaires ; constamment, chez ses malades, elles sont restées sans effet dans les endo-
cardites et myocardites chroniques. Je me range
entièrement à l'avis de mon savant confrère.

Dans une cure thermale, même la mieux sur-
veillée et dirigée, on est parfois témoin de troubles circulatoires d'une certaine intensité, caractérisés tantôt par de la gêne respiratoire, de
l'angoisse, tantôt par des palpitations fatigantes.
On examine le cœur, les gros vaisseaux, les poumons et on ne trouve rien de suspect.

Ces phénomènes douloureux ont déterminé certains de mes collègues à proscrire, chez les hépatiques, l'usage de l'eau de Vichy, s'ils ont constaté une affection concomitante du cœur. C'est
pécher assurément par excès de prudence. Dans
ces cas, l'eau administrée avec sagacité produit de
bons effets et ne suscite que rarement des inconvénients. Parfois, il est vrai, il survient des palpitations, de l'angoisse précordiale, mais la digitale
fait rapidement cesser cet état. La balnéation

est sans danger, pourvu qu'on se contente d'un bain frais et court, tous les deux jours au plus. Quant à l'hydrothérapie, chaude, tiède ou froide, elle peut avoir les conséquences les plus désastreuses. Voici un exemple entre plusieurs autres : « Un de mes clients, atteint d'insuffisance aortique, souffrait depuis longtemps de dyspepsie. Je crus devoir lui conseiller l'hydrothérapie, malgré l'état de son cœur ; lui recommandant, toutefois, d'agir avec la plus extrême réserve. J'ignore si toutes les précautions que j'avais soulignées furent prises ; quoi qu'il en soit, cet homme eut, à la troisième douche, une syncope des plus graves. Un an plus tard, il mourait subitement en se mettant à table. »

Lorsque les affections organiques du cœur s'accompagnent de gêne dans la circulation pulmonaire, qu'il y a une tendance manifeste à l'hémorrhagie, l'usage de nos eaux, intus et extra, m'ont paru constamment aggraver cet état. La respiration devient anxieuse, angoissante, le pouls s'accélère, et il survient des crachements de sang souvent fort copieux. Ici encore, la digitale nous est d'un précieux secours, mais il est urgent de cesser la cure.

Lorsque le cardiaque est prédisposé à des troubles circulatoires du côté de l'encéphale, qu'il est sujet à des épistaxis, la plus grande circonspection est nécessaire. Il y a quelques années, je fus appelé à donner des soins à un étranger qui avait une insuffisance mitrale avec rétrécissement de l'orifice auriculo-ventriculaire gauche. Bien que le traitement thermal eût été des plus modérés, il survint à la fin de la cure une série d'hémorrhagies nasales, qui nous firent concevoir les plus vives inquiétudes. Le perchlorure de fer, la digitale, le tamponnement même échouèrent, le sulfate de quinine seul en eut raison.

Dans l'anasarque généralisée de la période ultime des affections cardiaques, personne ne songe à utiliser un traitement alcalin, quelqu'atténué qu'il soit. Mais quand l'œdème est limité aux pieds, l'emploi à l'intérieur de l'eau de Vichy n'aggrave jamais cet état. Il n'en est pas de même de la balnéation ; souvent, au contraire, l'œdème suit une marche ascensionnelle dès les premières immersions. Dans ces cas, les lotions froides répétées plusieurs fois dans la journée, n'offrent pas les mêmes inconvénients.

L'HÉMOPHILIE

EST-ELLE UNE CONTRE-INDICATION AU TRAITEMENT

PAR LES EAUX DE VICHY ?

———

Le titre même de ce sujet peut donner lieu à des divergences d'interprétation regrettables ; — nous allons l'expliquer en lui consacrant quelques lignes de développement. Il n'est pas dans notre intention d'étudier l'hémophilie essentielle, variété rare, aujourd'hui qu'on connaît mieux les maladies générales pouvant influer sur la circulation capillaire de l'économie.

Prétendre que l'hémophilie n'est jamais idiopathique, ce serait aller trop loin, assurément ; mais il est hors de doute que le plus souvent, les hémorrhagies spontanées, abondantes et répétées qui ont lieu par les fosses nasales, les gencives, l'estomac et les bronches, ou celles qui sont provoquées par un traumatisme léger, une blessure de peu d'importance, sont sous la dépendance d'un état diathésique ou d'une maladie chronique. La première variété est complètement en dehors de notre sujet ; la seconde, au contraire, se rencontre chaque jour sous nos pas, étant généralement produite par le diabète, les scléroses du foie, la gastrite chronique ou les lésions des voies urinaires. C'est donc cette dernière variété que nous nous proposons d'étudier.

S'appuyant sur des expériences anciennes de Chevreul, Mialhe soutint, à maintes reprises, que les alcalins étaient des agents puissants d'oxydation, qu'ils augmentaient l'urée et activaient la circulation, qu'ils dissolvaient les principaux éléments (fibrine, albumine) formant la base des engorgements viscéraux. Cette opinion fut admise alors dans une certaine mesure ; aujourd'hui elle a encore cours dans la science.

Plus clinicien que Mialhe, mais moins physiologiste, Prunelle prétendait que les eaux bicarbonatées sodiques avaient une action élective sur la portion abdominale du grand sympathique. Ne soupçonnant pas encore l'existence des nerfs vasomoteurs, il ne pouvait guère expliquer autrement la résolution des engorgements hépatiques, spléniques ou autres qu'il avait observés dans sa pratique. M. Durand-Fardel est plus précis, car il avance que la médication alcaline agit particulièrement sur le système de la veine Porte ; en activant la circulation capillaire de l'abdomen, elle fait disparaître ainsi les lésions viscérales chroniques qui se trouvent dans la cavité péritonéale.

I. MÉTRORRHAGIE. — A l'état normal, l'utérus participe largement au travail congestif général. Voici, en effet, ce qui se passe chez les femmes réglées qui viennent à Vichy suivre un traitement pour une affection chronique quelconque, mais indépendante de la matrice. Généralement, elles arrivent peu après la fin de leurs règles, afin de pouvoir se baigner tout à leur aise. — Vers le dixième ou le douzième jour de la cure, parfois avant, elles ressentent de l'agitation, de l'excitation nerveuse, de la céphalalgie, de l'insomnie, qu'elles ne manquent pas d'attribuer à la balnéation ou à l'hydrothérapie, et le lendemain elles sont tout étonnées de voir reparaître leurs menstrues. Pensant que ce retour n'a rien de sérieux et surtout afin de ne pas perdre un temps précieux, elles continuent la médication interne, parfois aussi la médication externe ; le flux augmente alors et ne cesse que quand on a suspendu tout traitement.

Cette congestion utérine est tout à fait bénigne ; ce n'est qu'exceptionnellement qu'elle prend le caractère d'une métrorrhagie. Cependant, on observe de temps en temps, chez les femmes touchant à l'âge de la ménopause dont l'utérus ne présente ni fibromes et ni cancer, un flux hémorrhagique tellement abondant qu'on est obligé de recourir au tamponnement du vagin et d'administrer le seigle ergoté à l'intérieur. Les faits de ce genre se comptent ; quoi qu'il en soit, l'hémorrhagie ne résiste jamais à cette médication.

Chez les jeunes filles de quinze ans non encore réglées, les eaux bicarbonatées sodiques déterminent fréquemment une hyperémie utérine assez marquée pour provoquer d'une façon définitive l'apparition du flux cataménial. Ces exemples sont si communs qu'on ne peut voir là une simple coïncidence. Mais ce qui est encore beaucoup moins rare, c'est de voir, chez les femmes ayant dépassé la cinquantaine et dont les règles sont supprimées depuis deux ou trois ans, de véritables « pertes » durant cinq ou six jours et s'accompagnant de coliques, douleurs lombaires, etc. Si, après leur cessation, on examine l'utérus, on est tout surpris de ne trouver ni tumeur ni lésion, soit du col soit du corps, expliquant l'apparition brusque de cette hémorrhagie.

Sont-ce bien des menstrues à qui l'on a affaire dans ce cas ? Nous ne le pensons pas ; car, une fois la cure alcaline suspendue, l'écoulement s'arrête pour ne plus reparaître dans l'avenir. Quoi qu'il en soit, ces derniers faits, comme les précédents, ne peuvent s'expliquer autrement que par un afflux sanguin considérable dans les sinus utérins, sous l'influence de la médication alcaline ; dans l'un comme dans l'autre cas, on peut, une fois l'hémorrhagie arrêtée, reprendre la cure thermale et la continuer jusqu'à son terme habituel de vingt à vingt-cinq jours.

C'est une perte de temps et rien de plus. Cependant chez quelques femmes nerveuses ou pléthoriques, les règles apparaissent au début du traitement thermal, s'arrêtent lorsqu'on le suspend, et recommencent dès qu'il est repris. Les exemples de ce genre sont rares.

Lorsque l'utérus est gravide, la congestion dont il est le siège n'est jamais assez forte pour provoquer l'expulsion de l'embryon ou du fœtus. Il est possible que, dans des grossesses datant de quelques semaines, cet accident se produise, bien que jusqu'ici rien ne donne à le supposer ; mais, lorsque la grossesse remonte à plusieurs mois, l'avortement n'est pas à craindre. MM. Willemin et Nicolas se sont prononcés catégoriquement sur ce point. A différentes reprises, j'ai pu moi-même faire suivre à des femmes enceintes un traitement thermal assez étendu, sans être témoin du plus léger accident. Il est donc à supposer que l'action de l'eau de Vichy s'exerce seulement sur les sinus qu'elle hyperémie, mais qu'elle ne provoque pas la contraction des fibres musculaires de l'utérus.

II. HÉMORRHOÏDES. — Cette action est tout aussi énergique sur la circulation veineuse de la partie inférieure du gros intestin. Chez les malades qui suivent un traitement thermal, il n'est pas besoin qu'il y ait prédisposition évidente, soit par une vie sédentaire, soit par une sclérose du foie, soit par une obésité marquée, pour qu'une tumeur hémorrhoïdaire se forme. Cependant, lorsqu'il y a déjà une stase sanguine habituelle dans le rectum, les hémorrhoïdes se constituent beaucoup plus rapidement.

C'est vers la fin de la première moitié de la cure, quelquefois aussi dans les derniers jours, qu'on observe les premiers symptômes de ce genre de tumeur. Les malades se plaignent de démangeaisons, de cuisson à l'anus, de constipation, de malaise général, de chaleur à la peau. Lorsqu'ils vont à la selle, ils éprouvent de la pesanteur au fondement, de la gêne, et, après quelques jours de souffrances, une petite grosseur apparaît à la marge de l'anus. Sous l'influence des efforts de défécation, elle augmente peu à peu de volume, donne d'abord lieu à un suintement sanguin presque inappréciable ; mais bientôt il se produit à sa surface de véritables hémorrhagies.

Dans d'autres cas, les hémorrhoïdes sont disparues depuis plusieurs années, les malades en ont oublié les malaises ou les douleurs, et tout d'un coup, après quelques jours de cure à Vichy, elles reviennent avec leurs caractères primitifs d'inquiétude et de flux. Parfois même, l'écoulement sanguin qui se produit alors est plus accentué qu'autrefois.

Chez les gens porteurs d'hémorrhoïdes fluentes à périodes fixes, il est rare qu'après quelques jours de traitement alcalin il ne se déclare pas un écoulement sanguin d'une certaine importance.

Comme pour l'utérus, le flux habituel est ordinairement avancé, rarement il est retardé, toujours il est plus abondant et plus long qu'avant la cure.

Dans les trois hypothèses que nous venons d'examiner, si, une fois l'hémorrhoïde constituée, on continue l'emploi de nos eaux, la fluxion augmente en même temps que la tumeur grossit, devient chaude, douloureuse. La marche est alors pénible, il y a de la fièvre, de la céphalalgie. Il se produit des coliques, de la transpiration. Pendant plusieurs jours, le malade voit du sang dans ses selles et aussi en dehors des épreuves de la défécation. L'écoulement acquiert alors une assez grande abondance. Rarement, cependant, on est obligé d'intervenir énergiquement, soit par des bains de siège, soit par des applications d'eau froide ; la suspension du traitement pendant deux ou trois jours suffit ordinairement pour arrêter l'hémorrhagie. On peut ensuite reprendre la médication alcaline, qui se termine alors sans accident nouveau.

Il m'est arrivé plusieurs fois d'observer, chez des malades atteints de cirrhose du foie, la continuätion du flux hémorrhoïdaire pendant toute la durée de la médication thermale ; mais je me hâte de dire que les exemples de ce genre sont tout à fait exceptionnels.

III. Hémorrhagies nasale et gingivale. —
L'épistaxis essentielle n'a rien de commun avec
le sujet qui nous occupe. Il en est de même des
hémorrhagies nasales secondaires occasionnées
par des fièvres graves, la dothiénentérie par
exemple. Mais il arrive parfois que, dans les scléroses du rein et surtout du foie, il survient des
épistaxis qui, sans constituer un symptôme prépondérant, ne doivent cependant pas être consi-
dérées comme un accident ou un épiphénomène
sans valeur. Fréquemment, alors, l'écoulement se
borne à quelques gouttes de sang le matin au
réveil, lorsque le malade se mouche, et dans la
journée, s'il vient à éternuer. D'autres fois, aussi,
on a affaire à de véritables hémorrhagies par
l'abondance du sang répandu, par l'affaiblissement
général et l'anémie qu'elles entraînent à leur suite.
Dans les cirrhoses du foie, on les observe à toutes
les périodes de la maladie, mais surtout au début.
C'est même un auxiliaire puissant lorsque le diagnostic est hésitant. Apparaissant d'une façon
brusque, elles persistent plusieurs jours, des
semaines même, s'arrêtent ensuite pendant quelques mois pour reparaître, sans qu'on puisse
invoquer une cause extérieure quelconque. Chez
certains malades, il ne se passe pas de semaines
sans qu'une épistaxis importante, sérieuse, ne
vienne aggraver son état.

Si, dans le scorbut, l'hémorrhagie gingivale est
un symptôme constant, dans les cirrhoses du foie

— surtout dans la forme hypertrophique — elle n'est pas une complication rare. Moins commune dans le diabète comme aussi moins abondante, elle mérite cependant d'être mentionnée parce qu'elle donne souvent lieu à des méprises. Parfois, en effet, les crachements de sang sont pris pour des hémoptysies, mais il suffit alors d'examiner l'état des dents et des gencives, d'ausculter la poitrine, pour éviter toute erreur.

Lorsqu'un cirrhotique est sujet à des épistaxis ou à des hémorrhagies gingivales abondantes et répétées, le traitement alcalin est-il formellement contre-indiqué ?

Dans les scléroses du foie qui débutent, Vichy arrête souvent la marche du processus morbide ; lorsque l'affection est arrivée à sa période d'état, nos eaux reculent la terminaison fatale, retardent la cachexie. C'est un fait très habituel. Certains prétendent même que, si le sujet n'est pas encore arrivé à une période très avancée, la guérison peut se produire.

Bien que cette assertion mérite d'être confirmée par de nouveaux faits, et qu'il y ait tout lieu de croire qu'on a pris un temps d'arrêt, une rémission, pour une guérison complète, il n'en est pas moins avéré que Vichy améliore notablement la situation des malades atteints de cirrhose hépatique même avancée. Dans ces cas, les épistaxis, les hémorrhagies gingivales ne constituent pas une contre-indication formelle au traitement par les alcalins. Intimement liées à un état dyscrasique du sang et à une gêne dans la circulation générale, ces hémorrhagies cessent assez vite, pour peu que l'affection chronique dont elles dépendent soit elle-même modifiée avantageusement.

Dans les cas habituels, après la première semaine de la cure alcaline, les écoulements sanguins diminuent d'abondance et de fréquence ; en même temps les forces reviennent, l'affaiblissement ne fait plus de progrès. A la fin du traitement, les hémorrhagies nasale ou gingivale sont complètement arrêtées. Dans les cas les moins favorables, ces écoulements sanguins suivent leur cours ordinaire ; ils n'augmentent ni ne diminuent d'intensité sous l'influence des alcalins. Aussi le tamponnement des fosses nasales pour des épistaxis rebelles est-il rare à Vichy. Une seule fois, j'ai dû intervenir activement pour arrêter une hémorrhagie gingivale qui se produisait deux ou trois fois par jour au niveau de la canine inférieure droite : des applications locales de perchlorure de fer et l'administration du seigle ergoté à l'intérieur furent nécessaires pour l'arrêter. Mais jamais je n'ai dû suspendre le traitement alcalin, à cause de l'abondance de l'écoulement, et dans tous les cas que j'ai traités, la cure a été aussi complète que possible.

IV. HÉMOPTYSIE. — La dyspepsie est souvent
un signe précurseur de la tuberculose pulmonaire ;
bien avant que le premier crachement de sang se
déclare, on observe chez les malades des troubles
gastriques persistants. On a même prétendu que
c'était l'opiniâtreté de ces désordres qui était la
cause prochaine de la tuberculose. Nous ne nous
arrêterons pas à discuter les diverses opinions
émises sur cette question de pathogénie.

A Vichy, il nous arrive à chaque instant d'observer des dyspeptiques jeunes, amaigris, affaiblis,
en voie de tuberculisation, qui nous sont adressés
pour suivre un traitement thermal. Dans ces cas,
la médication alcaline est généralement bien supportée ; à vrai dire, on se contente de prescrire
de faibles doses d'eau minérale en boisson ; mais
on n'est avare ni de bains ni de douches, et jamais
on ne voit se produire de crachements de sang.
Malgré cela, l'état de ces dyspeptiques ne s'améliore pas : ils sont comme par le passé inappétents ;
ils digèrent mal, ont des flatuosités nombreuses,
et à bref délai la tuberculose apparaît avec son
cortège symptomatique classique. Lorsque la phtisie est confirmée, tout traitement alcalin doit être
supprimé ; on traitera la dyspepsie par le procédé
de Debove.

En est-il de même de la phtisie diabétique ? Les
eaux de Vichy sont-elles contre-indiquées dans ce
cas ?

C'est dans cette complication du diabète qu'on observe à Vichy la plupart des hémoptysies. Bien que la tuberculose revête dans cette maladie le plus souvent le caractère torpide, il n'est pas rare cependant de voir des phtisies éréthiques donner lieu, à différentes reprises, à des crachements de sang copieux. C'est à ce titre que nous allons parler du traitement alcalin de la phtisie diabétique.

Chez les glycosuriques de 15 à 20 ans, la tuberculose suit une marche rapide. Très vite les malades se cachectisent, et au bout de peu d'années ils succombent, quoi qu'on fasse pour enrayer la marche de l'affection primitive. Dans ces cas, Vichy est au moins inutile, car les quantités énormes de sucre que ces malades éliminent chaque jour, ne diminuent pas sensiblement sous l'influence du régime et de la médication thermale. Quant aux forces, elles ne reviennent pas, et l'amaigrissement augmente plutôt qu'il ne décroît. En ce qui concerne la tuberculose pulmonaire, elle reste stationnaire lorsqu'elle ne s'aggrave pas.

L'âge mûr, la vieillesse même, ne sont pas exempts de la phtisie diabétique. Toutefois, c'est de 45 à 50 ans qu'on l'observe le plus communément. Cette déchéance physiologique, dit Bouchardat, est le privilège presque exclusif des gens qui ont négligé de se soigner, qui n'ont vu dans la glycosurie qu'un phénomène insignifiant dont il n'y avait pas à tenir compte, ou qui ont ignoré leur

diabète parce qu'il déterminait peu de troubles inquiétants et palpables.

Suivant Richardson, la phtisie pulmonaire du
diabétique serait remarquable par deux caractères : sa marche rapide et l'absence de sueurs à la
suite des accès de fièvre intermittente symptomatique. La dernière proposition est curieuse, dit
M. Brouardel ; quant à la première, elle est trop
absolue. Beaucoup de diabétiques ont au contraire
des phtisies très lentes, marchant par poussées et
s'arrêtant quand la maladie s'amende. Cette marche rapide mentionnée par Richardson est admise
par Wilks et Davy. Dans sa thèse inaugurale,
M. Coste l'accepte également et, au point de vue
de l'évolution, il compare ce processus à celui de
la tuberculose aiguë. En voulant trop généraliser,
ces auteurs ont établi une confusion regrettable
dans la marche de la tuberculose chez le diabétique. Il est certain qu'à l'époque de la puberté la
phtisie évolue vite ; mais à l'âge mûr et dans la
vieillesse elle franchit toutes ses périodes avec une
grande lenteur. A ce moment de la vie, on voit
même bon nombre de tuberculeux ne jamais devenir phtisiques. En effet, à l'autopsie des diabétiques qui succombent d'une affection intercurrente, on est frappé de la fréquence du tubercule
dans les poumons. A maintes reprises, il m'a été
donné de constater sur le cadavre des quantités
énormes de ces néoplasmes, tantôt isolés, tantôt
en masse, les uns à la période de crudité, les au-

tres en voie de ramollissement, sans que pendant la vie on ait pu soupçonner leur présence, soit par l'auscultation, soit par les symptômes accusés par les malades.

En somme, la phtisie diabétique chronique présente, comme la phtisie chez les arthritiques, trois caractères principaux : la grande lenteur dans la marche et l'évolution des symptômes, et l'absence de rapport entre l'état local du poumon et l'état général du sujet.

M. Durand-Fardel prétend que, s'il y a la moindre prédisposition à la phtisie, les eaux de Vichy sont formellement contre-indiquées dans le diabète. C'est donc, dit-il, avec la plus grande réserve qu'il faut recommander le séjour de nos thermes aux jeunes sujets. C'est assurément pousser trop loin la prudence. Il est certain, en effet, que dans presque toutes les autopsies de glycosuriques succombant d'une affection intercurrente, on trouve des tubercules dans les poumons ; c'est dire que presque tous les diabétiques sont plus ou moins tuberculeux. Or, priver les malades de cette catégorie du bénéfice des eaux de Vichy, c'est exclure la plus grande partie des diabétiques ; c'est, en outre, aller contre le but où l'on tend ; car en n'arrêtant pas les déperditions sucrées quotidiennes, on favorise l'invasion de la phtisie.

Doit-on continuer la médication alcaline lorsque la phtisie est confirmée ?

A la première période, il ne saurait y avoir de doute, les hémoptysies qui se montrent de préférence à ce moment ne sauraient l'empêcher, à moins qu'elles ne soient trop abondantes ou trop fréquentes, et qu'elles ne s'accompagnent de fièvre et d'abattement. Mais lorsque la congestion pulmonaire est peu active, la cure thermale n'est pas contre-indiquée. Pendant l'hémorrhagie, il est sage toutefois de suspendre les bains et les douches ; si, malgré cela, l'écoulement sanguin augmente ou persiste, quelques centigrammes de poudre de digitale suffisent pour l'arrêter définitivement. Il n'y a que dans les cas exceptionnellement graves que tout traitement minéral doit être sévèrement proscrit, mais les faits de ce genre sont rares. Pour mon propre compte, je n'en ai encore vu qu'un seul exemple.

Dans la deuxième période de la phtisie diabétique, le traitement alcalin n'est pas contre-indiqué, mais il doit être modéré. Cependant, lorsqu'il y a une fièvre intense, de la bronchite généralisée, ou tout autre affection pulmonaire aiguë, il faut s'abstenir absolument de toute médication thermale. Il n'y a que les malades exempts de ces complications qui soient susceptibles d'être améliorés, mais déjà le médecin a beaucoup moins de chance de voir les lésions rétrocéder. La glycosurie diminue, il est vrai ; l'appétit, les forces reprennent un peu ; mais, contrairement à ce qui

se passe dans la première période, la tuberculose
ne tarde pas à reprendre sa marche envahissante.

A la troisième période, lorsqu'il y a des cavernes,
que la cachexie est imminente, il est peut-être
préférable de s'abstenir de tout traitement thermal et même de toute thérapeutique active. Cependant M. Sénac prétend que le traitement par les
eaux de Vichy ne paraît avoir aucune influence
funeste sur la marche de la tuberculose, que même
le traitement parvient à diminuer la quantité de
sucre éliminé par les urines, et que parfois la tuberculose est enrayée. Il voit chaque année des
diabétiques tuberculeux, qui ont des cavernes dans
les poumons depuis fort longtemps, qui de temps
à autre ont des crachements de sang, et qui
cependant tirent, au moins momentanément, de
leur séjour à Vichy un grand bénéfice. M. Durand-
Fardel ne partage pas cet avis.

Dans les deux dernières périodes de la phtisie
diabétique, les hémoptysies, sans être ni aussi fréquentes ni aussi abondantes que dans la première,
ont parfois une certaine importance et influent
ainsi notablement sur la santé générale du sujet,
d'autant plus qu'on a ordinairement affaire à des
gens affaiblis et très émaciés. Néanmoins, lorsque
les autres symptômes le permettent, l'hémoptysie
par elle-même ne contre-indique pas formellement l'emploi des eaux de Vichy. On peut échouer,
on échoue même assez souvent, mais jamais on

n'aggrave la situation du malade. Presque toujours les éliminations sucrées diminuent, l'amaigrissement cesse de faire des progrès et les forces
reprennent.

~~~~~~~~~~~~~~~

V. GASTRORRHAGIES. — C'est dans l'ulcère simple et le cancer de l'estomac qu'on observe le
plus habituellement ce grave accident.

Dans la première affection, les hématémèses
sont fréquentes et abondantes. Elles finissent à
la longue par engendrer un état d'anémie très
prononcé, que l'inappétence maintient et que les
vomissements alimentaires augmentent, par défaut
de nutrition suffisante. Dans ces cas nombreux,
l'eau de Vichy non seulement n'est pas contre-
indiquée, mais encore elle doit être formellement
conseillée. Sous son influence, les vomissements
alimentaires s'arrêtent, les douleurs épigastriques
se calment, le malade recouvre son appétit et
digère à la longue certains aliments solides. Quant
aux hématémèses, elles disparaissent ou tout au
moins elles sont plus faibles. Cette amélioration
persiste au retour ; ce n'est donc pas un simple
badigeonnage de la cavité stomacale.

Les vomissements noirâtres, couleur de marc de
café, du cancer, ne contre-indiquent pas nécessai-
rement le traitement de Vichy. Nos eaux sont
sans influence bien nette sur ce symptôme. Les

premiers jours de la cure thermale, les malades ont un peu plus d'appétit ; ils digèrent plus aisément, ils reprennent même un peu de force et de courage. Cette légère amélioration est-elle bien due à la médication thermale ? Nous ne le pensons pas. Le changement de climat et d'habitudes suffisent amplement pour expliquer ce temps d'arrêt dans la marche de la maladie. En effet, dès le commencement de la seconde semaine de la cure, l'inappétence revient, la digestion est lente, pénible, et au moment du départ l'état général est le même qu'à l'arrivée.

Dans le cancer de l'estomac, le lavage est aussi salutaire que dans l'ulcère simple ; de plus, il est moins dangereux. Car il n'expose pas à des hémorrhagies mortelles par déchirure de cicatrices ou par lésion d'une artère volumineuse. S'il n'arrête pas la marche de la néoplasie, il permet au malade tout au moins de manger et de digérer passablement jusqu'à son dernier moment.

VI. HÉMATURIES. — C'est un symptôme fréquent des maladies des voies urinaires. A Vichy, on l'observe dans trois affections principales : 1º la pyélo-néphrite calculeuse ; 2º la néphrite albumineuse ; 3º la cystite.

De tous les types d'hémophilie, c'est dans l'hématurie que le maniement des eaux est le plus délicat. Il arrive, en effet, chez des sujets n'ayant jamais uriné de sang et se rendant à nos thermes pour une affection indépendante des voies urinaires, que, sous l'influence de certaines sources, celles des Célestins en particulier, une ou même plusieurs hématuries se déclarent tout d'un coup. Ces eaux ont la triste propriété de congestionner outre mesure la muqueuse des voies urinaires, surtout quand on les administre à dose élevée et pendant un laps de temps prolongé. Aussi, doivent-elles être sévèrement proscrites chaque fois que cette muqueuse est ulcérée ou notablement altérée dans sa texture. Les autres sources du bassin de Vichy n'offrent pas le même inconvénient; c'est donc à elles qu'on devra recourir, toutes les fois qu'on aura à redouter une hématurie.

La pyélo-néphrite suppurée est souvent une complication de la gravelle, des calculs du rein. A l'état aigu, elle n'est pas justiciable des eaux de Vichy. A l'état chronique, elle mérite une mention spéciale. Trois symptômes principaux doivent attirer l'attention : les douleurs de la région lombaire et des flancs, la présence du pus dans l'urine, les hématuries.

Sous l'influence du traitement alcalin, ces accidents s'amendent généralement; les douleurs cèdent assez rapidement; en peu de jours les urines s'éclaircissent, le pus diminue de quantité. Quant aux hématuries, si elles finissent aussi par cesser, une cure prolongée est nécessaire pour ar-

river à ce résultat. Les exemples de ce genre d'hémorrhagie ne sont pas rares à Vichy. Doit-on pour
cela discontinuer l'emploi de nos eaux ? Ce serait
pécher par excès de timidité. On se contentera
donc de les suspendre durant quelques jours, pour
les reprendre ensuite, car ces sortes d'hémorrhagies ne sont presque jamais assez abondantes pour
débiliter le malade.

La médication alcaline est absolument contre-
indiquée dans la néphrite albumineuse aiguë.
Lorsqu'au contraire elle est passée à l'état chronique, elle est de toute nécessité.

Les hématuries, sans être habituelles dans cette
affection, ne sont pas exceptionnelles. Doivent-
elles empêcher la continuation de la cure ? Il n'en
est rien ; on ne devra tenir sérieusement compte
de cette complication que s'il y a amaigrissement,
affaiblissement extrême ; s'il y a anasarque, s'il y
a cachexie en un mot.

Dans la cystite chronique essentielle ou symptomatique, les pissements de sang qui se produisent
à certaines mictions ne contre-indiquent pas le
traitement alcalin. Lorsqu'ils se déclarent fréquemment pendant la cure, on est obligé parfois d'interrompre, mais presque constamment on peut
recommencer l'usage des eaux dès qu'ils sont
arrêtés.

Toutes les autres variétés d'hématuries, quels
que soient leur siège, leur nature, pourvu toutefois
qu'elles ne se développent pas dans le cours d'une

maladie aiguë, sont combattues efficacement par les eaux de Vichy. Néanmoins, afin d'éviter une congestion trop active des voies urinaires, on devra se contenter de prescrire des doses moyennes ou même faibles d'eau minérale ; on préférera les bains aux douches.

En résumé, dans toutes les maladies chroniques où les eaux de Vichy doivent être prescrites, les hémorrhagies qui se montrent à quelques-unes de leurs périodes ne constituent pas une contre-indication formelle au traitement hydro-minéral. Les eaux alcalines doivent même être conseillées pour combattre certaines hémorrhagies tenant à une lésion anatomique des voies digestives et urinaires. Il n'y a contre-indication absolue que si ces hémorrhagies sont provoquées ou accompagnées par un état aigu grave, ou si elles se produisent au milieu d'un état cachectique avancé.

III

MALADIES CHRONIQUES

DE L'ESTOMAC ET DE L'INTESTIN

La dyspepsie est un terme vague, embrassant toût un ensemble d'états pathologiques divers ; c'est donc un symptôme et non une entité morbide particulière. L'impossibilité d'établir une classification scientifique, résulte de ce qu'on ne connaît encore qu'imparfaitement les affections chroniques de l'estomac. Il s'ensuit qu'on confond parfois, sous le nom de dyspepsie, un grand nombre de malaises passagers qui n'ont rien de commun avec elle, l'embarras gastrique par exemple.

Les désordres digestifs étant généralement occasionnés par des altérations superficielles de la muqueuse stomacale, l'anatomie ne peut ni nous éclairer ni nous guider à ce sujet, car dans ces cas la mort est un phénomène tout à fait inconnu.

Nous sommes donc contraint de conserver ce vieux cliché, quelqu'imparfait et usé qu'il soit.

I. — Nous regardons comme dyspeptique tout malade sujet à des éructations, à des aigreurs ; chez qui l'appétit est irrégulier et la digestion pénible. Après le repas, cet homme éprouve des bâillements, a de la tendance à dormir ; il se plaint, en outre, tantôt de constipation, tantôt de diarrhée. Comme ces malaises ne s'accompagnent pas de fièvre, et que la région épigastrique est à peine sensible, le malade ne s'effraie pas outre mesure, il continue à se livrer à ses occupations ordinaires ; mais, très vite, ces troubles retentissent du côté des systèmes nerveux et circulatoire. Il survient de la céphalalgie après le repas, des vertiges ; le sujet devient triste et irritable, il ressent des fourmillements dans les membres qui lui font redouter une paralysie à bref délai. Du côté du cœur, les malaises sont encore plus retentissants ; il éprouve des palpitations, de l'angoisse, de la gêne respiratoire ; si on touche le pouls, il est intermittent et petit.

Tous ces symptômes évoluent lentement ; souvent même ils subissent des temps d'arrêt que le traitement auquel le malade est astreint ne peut pas toujours expliquer. Pour peu qu'ils persistent, un amaigrissement progressif apparaît, s'accompagnant d'affaiblissement général qui rend le malade incapable de tout travail intellectuel ou physique.

La dyspepsie a son point d'origine tantôt dans

les organes digestifs eux-mêmes, tantôt dans les
viscères de la poitrine, tantôt enfin elle est l'expression d'une affection générale, la tuberculose ou
l'arthritis. Cette multiplicité de causes pathologiques exige une thérapeutique différente pour chaque cas particulier. Aussi toutes les eaux minérales
revendiquent les dyspeptiques ; bien que cette prétention nous semble un peu exagérée, il n'en faut
pas moins reconnaître qu'un certain nombre d'entre elles, en modifiant avantageusement l'état général du sujet, remédient aux désordres digestifs
d'une façon appréciable.

Toutes les formes de dyspepsies ne sont donc
pas justiciables des eaux de Vichy. Celles qui
tiennent à la tuberculose nous échappent ; je dirai
plus, dans l'immense majorité de cas, la cure alcaline expose à des dangers réels, sans jamais
être compensée par des avantages sérieux. C'est
à la dyspepsie flatulente et acide de l'arthritique,
à l'idiopathique, à celle qui tient à une affection
des voies digestives et de ses annexes, que convient principalement notre station. Ce cadre est
assez vaste, et ce n'est pas nous qui chercherons
jamais à l'agrandir.

A quel moment doit-on conseiller le traitement
thermal ? Nos eaux sont indiquées à n'importe
quelle période de la maladie, pourvu toutefois qu'on
ne se trouve pas en face d'un état cachectique
avancé. Dans ces cas, outre qu'il soit difficile de
diriger une cure quelconque, il est bon de ne pas

ignorer que la cachexie imprime à l'économie un
stigmate indélébile que les médications les mieux
ordonnées ne peuvent amender. La dyspepsie
amène exceptionnellement cet état de détériora-
tion, et lorsqu'il survient, on doit rechercher une
autre cause, jeter son regard du côté de la poitrine ; et si les poumons et le cœur n'offrent rien
de suspect, explorer attentivement la région épigastrique, et se rendre compte si l'estomac n'est
pas le siège d'un néoplasme ou d'un ulcère.

Quel est, dans la dyspepsie, l'objectif du traitement alcalin ? 1° Rappeler l'appétit quand il fait
défaut, favoriser la digestion ; 2° Calmer les troubles circulatoires et nerveux.

L'eau de Vichy, administrée à petite dose, ré-
sout la moitié du problème. Il ne s'ensuit pas, qu'à
bref délai, tous les aliments soient capables d'être
entamés et qu'il n'y ait aucune règle diététique à
formuler simultanément. Presque toujours il est
nécessaire de joindre à la pratique thermale des
préceptes bromatologiques que je regarde comme
indispensables. A cet égard, nous ne saurions
mieux faire que de conseiller les régimes de Leube,
qui s'adressent presque à l'universalité des cas.

Dès les premiers jours de la cure, la constipation
s'aggrave, il en est de même de la diarrhée. Si on
n'intervient pas, tous ces malaises cessent généralement d'eux-mêmes vers le dixième ou douzième
jour de la saison ; mais il arrive parfois que les
douleurs qu'ils engendrent nous obligent à agir.

Dans l'un et l'autre cas, il n'est pas nécessaire d'interrompre la cure; il suffira, lorsque la constipation deviendra trop gênante, de conseiller des douches ascendantes pour débarrasser le malade. Les eaux purgatives naturelles (Hunyadi-Janos, Püllna, Birmenstorff, etc.) même à dose laxative, ne donnent pas les résultats qu'on serait en droit d'espérer. Elles produisent pendant deux ou trois jours des évacuations salutaires; mais, peu après, la constipation reparaît plus opiniâtre que par le passé. La diarrhée est moins gênante, bien que s'accompagnant parfois de douleurs abdominales vives, de ténesme; dans ces cas, c'est au bismuth, associé ou non à l'opium, qu'on doit recourir.

L'hydrothérapie répond aux exigences de la seconde partie du problème. Sous sa bienfaisante influence, les palpitations disparaissent, le pouls se régularise, l'insomnie, les douleurs de tête, les fourmillements des membres, la tristesse, les vertiges, cessent dès les premières douches.

II. — Depuis longtemps les alcalins ont été utilisés dans les gastrites chroniques. Trousseau prescrivait l'eau de chaux, Pougues, Vichy, et prétendait obtenir des résultats heureux. Dans cette affection, il y a deux périodes nettement caractérisées; la première se traduit par du pyrosis et de la cardialgie, la seconde par des vomissements glaireux. Lorsqu'on est appelé à intervenir dans la première période, le traitement alcalin ordinaire donne des effets surprenants. En quelques jours le pyrosis disparaît, les douleurs épigastriques s'apaisent ; enfin, l'hydrothérapie aidant, les malades sont remis très rapidement.

Lorsque la gastrite passe à la seconde période, les méthodes thermales ordinaires ne suffisent plus. Que peut produire, en effet, l'absorption d'une légère quantité d'eau minérale dans ces circonstances ? A peu près rien ; tous les autres agents médicamenteux se trouvent au reste dans le même cas, car la surface interne de l'estomac étant tapissée par une couche épaisse de mucosités, empêche le contact du médicament avec les orifices des glandes à pepsine. Ce sont ces mucosités, dont la production est incessante, qui occasionnent chaque matin les vomissements glaireux, signe caractéristique de la deuxième période. Pour pratiquer avec succès la cure thermale dans ce cas, il faut chaque jour nettoyer la surface interne de l'estomac et faciliter le contact du suc gastrique avec l'eau minérale. Plusieurs moyens ont été employés pour atteindre ce but. Le plus sûr est assurément le lavage. Nous y reviendrons.

Il y a un demi-siècle, la dilatation de l'estomac a été bien étudiée par Chomel, sous le nom de dyspepsie des liquides. Deux symptômes principaux la différencient des autres entités morbides : les vomissements alimentaires et le bruit de clapotement. Ainsi que la gastrite chronique, elle fournit un gros contingent à la station alcaline de Vichy.

Les vomissements alimentaires sont un symptôme constant dans la dilatation de l'estomac. Ils se produisent tous les trois ou quatre jours, et ne sont accompagnés ni suivis d'aucun phénomène douloureux. Tous les aliments ne sont pas rejetés ; les viandes sont en partie absorbées, les légumes sont moins bien tolérés.

A l'examen de l'estomac, on produit par la palpation un bruit particulier, désigné sous le nom de clapotement, et qui est le résultat du séjour trop prolongé des substances alimentaires dans le grand cul de sac. Ce bruit est à peu près pathognomonique.

La dilatation de l'estomac s'accompagne habituellement d'altération du suc gastrique, soit en quantité, soit en qualité. A l'analyse chimique, on trouve, en effet, que l'acide chlorydrique existe dans des proportions trop élevées, si bien que dans ces derniers temps on a voulu faire de cette présence en excès un signe différentiel avec le cancer de l'estomac. Ces troubles physiques se rencontrent également dans la gastrite chronique, mais, ce qui fait défaut ici, c'est la paresse des tuniques musculaires de l'estomac, qui acquiert là un degré excessif. On voit, en effet, dans la dilatation, l'organe prendre des dimensions démesurées et se dessiner à travers les parois de l'abdomen, sous les aspects les plus bizarres.

Dans la gastrite chronique et dans la dilatation de l'estomac, le lavage a produit autant sinon plus de résultats heureux que le mercure dans la syphilis. Avant lui, les malades étaient voués à une mort certaine, dans un laps de temps indéterminé, toujours long cependant. J'ai remarqué, en outre, que depuis cette innovation thérapeutique, les soi-disant cancéreux deviennent plus clairsemés. L'épithélioma de l'estomac est encore un des fléaux de l'humanité, mais il est avéré qu'un grand nombre d'individus succombaient jadis aux progrès de la cachexie, sans qu'il fut possible, par la palpation la plus attentive et la plus méthodique, de trouver la présence d'un néoplasme dans un point quelconque du tube digestif.

C'est à Kussmaul qu'on doit les premiers essais de pompage gastrique, mais, depuis lui, des améliorations importantes ont été introduites dans son procédé, si bien qu'à l'heure actuelle, il n'existe plus qu'à titre de document historique. Le tube de Faucher, celui de Debove, ont permis de simplifier l'opération et de la rendre accessible aux esprits les plus timorés.

Pour faire ce lavage, on se sert d'eau ordinaire à la température ambiante ; quant à moi, j'emploie l'eau de la source de l'Hôpital dont la température est d'environ 30°. J'ai remarqué qu'elle nettoyait mieux que l'eau ordinaire, et qu'elle ne provoquait pas à l'épigastre, comme l'eau froide, des douleurs vives, ou un sentiment de refroidissement dans toute l'économie.

Tous les matins, je lave mes malades, j'introduis de l'eau jusqu'à ce que le liquide revienne clair. Dix litres environ suffisent pour obtenir ce résultat. Exceptionnellement, il m'est arrivé d'en consommer 15 ou 20 litres.

Cette opération ne présente aucun inconvénient lorsque la muqueuse gastrique n'est pas entamée. Parfois, on détermine des nausées quand l'extrémité inférieure du tube vient toucher la luette, ou arrive au cardia, mais ce sont de petits désagréments sans portée. On parvient toujours dans le ventricule, à moins qu'il n'y ait un rétrécissement fibreux ou cicatriciel sur un point quelconque de l'œsophage. Dans ce cas, le tube Faucher devient insuffisant, il faut recourir à un instrument plus résistant.

Une fois le lavage terminé, je prescris à l'intérieur deux ou trois demi-verres d'eau minérale matin et soir, j'envoie le malade à la douche froide, que je fais administrer plus spécialement sur la région épigastrique, et je le soumets à un régime approprié.

Dans la gastrite chronique, le lait n'est pas toujours parfaitement toléré, d'autant plus qu'on a généralement affaire à des ivrognes, qui ont pour ce liquide peu de propension. Les viandes rôties, les purées de haricots et de pommes de terre, l'eau rougie, leur conviennent mieux dans l'immense majorité des cas.

Dans la dilatation de l'estomac, il faut s'en tenir au régime carné, et exclure le plus possible les liquides. Tout le monde est d'accord sur ce point.

En très peu de temps les vomissements glaireux de la gastrite chronique, les vomissements alimentaires de la dilatation de l'estomac cessent : souvent même, dès le quatrième ou le cinquième lavage, ils ne se reproduisent plus si ce n'est lorsque le malade enfreint les règles bromatologiques ou thérapeutiques qui lui ont été prescrites. En même temps, l'amaigrissement subit un mouvement rétrograde, les forces reviennent, la digestion, quoique toujours laborieuse, finit par s'opérer. Il n'est pas besoin d'ajouter qu'une cure de 25 jours est toujours insuffisante pour remédier à ces états morbides invétérés, et que deux saisons, chaque été, sont indispensables pendant de nombreuses années.

III. — L'ulcère simple est tributaire des eaux de Vichy, au même titre que la gastrique chronique et la dilatation de l'estomac, avec lesquelles il présente plusieurs points de contact. Le contingent de cette catégorie de malades n'est pas très fort — on le comprendra aisément — ; d'abord l'ulcère simple est une affection relativement peu commune, et ensuite, elle entraîne la mort à bref délai, bien avant que les médecins locaux aient pu conseiller une station thermale. Ce n'est donc qu'au moment ou l'ulcère est cicatrisé, que les malades peuvent se rendre aux eaux ; tant que les hématémèses sont à redouter, ils sont condamnés à rester dans leur pays.

L'ulcère succède souvent à la gastrite chronique alcoolique ; les désordres stomacaux des hystériques et des chloro-anémiques amènent parfois le même résultat. Chez les uns et chez les autres, la persistance de l'inflammation est la cause pathogénétique de la dénudation de la muqueuse, qui se produit alors, tantôt sous forme de plaques isolées, tantôt sur une large surface.

Il existe, en outre, une autre forme d'ulcère gastrique, décrite pour la première fois par Cruveilhier, sous le nom d'ulcère rond, et qui tient à un état de dégénérescence des artères coronaires. Peu étendu, mais, très profond et taillé à l'emporte-pièce, il intéresse toute l'épaisseur des tuniques de l'estomac, si bien que son fond repose directement sur le péritoine. C'est de tous le plus grave, non seulement par les vomissements sanguins, extrêmement abondants, qu'il occasionne, mais encore par suite de sa situation même qui expose sans cesse le malade à des perforations rapidement mortelles.

Toutes ces variétés d'ulcérations s'accompagnent généralement d'un état phlegmasique, limité au pourtour même de la lésion, et sont le point de départ de troubles digestifs appréciables et de phénomènes sensoriels caractéristiques. Quatre signes suffisent pour reconnaître l'existence d'une ulcération stomacale : ce sont les vomissements sanguins, survenant à des périodes tantôt éloignées, tantôt rapprochées ; ce sont la lenteur digestive, les douleurs épigastrique et rachialgique ; mais sur le vivant il est le plus souvent impossible de préciser la forme d'ulcère à laquelle on a affaire. Au reste, il importe peu, car quel que soit le point de départ de cette lésion, le traitement est toujours identique. Dans tous les cas, on devra recourir aux alcalins et au lait.

M. Debove, afin de neutraliser l'action du suc gastrique sur la muqueuse de l'estomac, administre chaque jour au malade 30 à 40 grammes de bicarbonate de soude ; je crois que cette méthode n'est pas exempte de dangers.

Chez tous nos ulcérés, la cure de Vichy est des plus simples : l'eau minérale en boisson à faible dose, sans bains ni douches, régime lacté dans toute sa rigueur. Il est rare que ces moyens ne produisent pas à bref délai une amélioration notable dans l'état du malade. Cependant, j'ai vu plusieurs exemples où cette thérapeutique échouait complètement.

Doit-on alors recourir au lavage ?

Les opinions sont partagées à ce sujet. M. Germain Sée, dans son traité des dyspepsies gastro-intestinales, le déconseille, de crainte de remuer un caillot protecteur et de provoquer une hémorrhagie souvent fatale. M. Debove engage au contraire à le pratiquer.

Quoi qu'on puisse dire, le lavage n'est pas tout à fait innocent. Si la cicatrice qui recouvre l'ulcère n'est pas suffisamment adhérente, solide, d'abondantes hémorrhagies sont à redouter, soit pendant, soit immédiatement après l'opération, et la mort peut survenir très rapidement. M. Duguet perdit un de ses malades de cette façon ; moi-même, j'ai failli être témoin du même accident.

Est-ce une raison suffisante pour s'abstenir ? Nous ne le pensons pas. Le lavage doit être employé, non pas dans tous les cas, mais lorsque les autres moyens ont échoué. En procédant ainsi, j'ai obtenu des guérisons inespérées ; je n'hésite donc pas à le conseiller, mais seulement alors que toutes les autres méthodes n'ont amené aucun résultat appréciable.

IV. — Dans le langage usuel, on confond bien à tort la dyspepsie avec la gastralgie ; ces deux états morbides n'ont entre eux que des rapports éloignés. En dehors du travail de la digestion, le dyspeptique ne souffre pas, tandis que le gastralgique se plaint précisément au moment où l'estomac est vide. Chez le dyspeptique, l'introduction des aliments se traduit par de la gêne, du malaise, de l'angoisse; chez le gastralgique, l'alimentation procure au contraire un sentiment de bien-être. Ces deux affections n'ont entre elles de commun que le siège même de la douleur.

Ainsi que la dyspepsie, la gastralgie est un symptôme; tantôt ce sont l'hystérie et la chloro-anémie, tantôt des troubles fonctionnels des viscères de l'abdomen qui la provoquent. Il y a quelques années, M. Sénac remarqua que la lithiase biliaire produisait des accidents douloureux, très intenses du côté de l'épigastre, sans répercussion du côté du foie, et il établit une relation intime entre les crampes d'estomac et la cholélithiase. Souvent, cette variété de colique hépatique évolue sans changement ultérieur, s'accompagnant d'ictère et d'expulsion de graviers de cholestérine; parfois aussi, elle n'est que le prélude de la grande attaque. On voit surtout cette dernière modification à la suite d'une cure : les douleurs épigastriques sont remplacées par des douleurs hépatiques nettement localisées. Dans la plupart des cas, c'est un événement heureux, car les accès, s'ils augmentent d'intensité et de longueur, diminuent de fréquence. Ces modifications, dans le siège et le caractère de la douleur, s'observent principalement chez les gens qui ont des prédispositions héréditaires à la lithiase biliaire. Vichy est donc ici une pierre de touche favorable, puisqu'elle change une maladie mal définie en une affection à caractères très nettement déterminés ; elle sert à asseoir le diagnostic.

Dans la chloro-anémie et l'hystérie, les crampes d'estomac, sont un symptôme constant. Quoique moins sûre que dans la gastralgie liée à la lithiase biliaire, la cure alcaline a aussi son efficacité. Mais quelle que soit l'origine de la gastralgie, il faut s'abstenir de toute intervention hydriatique au moment des accès, sous peine de voir les douleurs augmenter d'intensité. C'est donc dans leurs intervalles seulement qu'il faudra agir, et si durant la cure il se produit un retour des accès, on devra suspendre, pour recommencer ensuite, dès que le calme aura reparu. En ce qui concerne le traitement thermal proprement dit, il n'y a pas de règles précises à observer, tantôt on s'adressera à la balnéation, tantôt au contraire on donnera la préférence à l'hydrothérapie, suivant les indications ; mais, dans tous les cas l'administration de l'eau en boisson sera modérée.

Les femmes enceintes sont très souvent sujettes à des crises de gastralgie ; j'élimine les vomissements, qui indiquent le début de la conception, et qui ne réclament jamais notre intervention ; mais il est assez habituel d'observer de réels accès de gastralgie vers le troisième ou quatrième mois de la grossesse. Dans ces cas, les alcalins produisent

généralement le meilleur résultat. MM. Willemin
et Nicolas se sont catégoriquement expliqués sur
ce point. Bien que la gastralgie n'ait pas attiré
plus spécialement leur attention, ils ont néanmoins remarqué que l'emploi des eaux de Vichy
dans la grossesse était dépourvu de tout danger
et pour la mère et pour le fœtus, quelle que fût
l'affection pour laquelle la malade eût été con-
fiée à leurs soins ; que dans tous les cas qui leur
sont passés sous les yeux, jamais l'avortement
n'avait été à craindre, et que toujours, au contraire,
la grossesse était arrivée à son terme ordinaire.
Néanmoins, on ne devra jamais perdre de vue l'état
de l'utérus. La cure devra donc être moins active
et surtout moins longue que dans les cas ordinaires ; cette précaution est plus indispensable encore dans la gastralgie des femmes enceintes que
dans aucun autre état morbide. Dans les cas simples, l'hydrothérapie joue parfois un rôle prépondérant ; ici, son intervention intempestive peut
offrir des dangers réels, surtout si la douche est
maniée par des personnes peu habituées à cette pratique. Il faut toutefois reconnaître que les médecins spéciaux ne craignent guère de soumettre les
femmes grosses à l'usage de l'eau froide, il est
vrai alors qu'ils se servent d'un jet très faible,
évitent les fortes pressions et ne frappent pas in-
distinctement toutes les parties du corps.

La balnéation n'offre pas les dangers de l'hydrothérapie, surtout si on sait se contenter d'un

bain frais et court, répété deux ou trois fois par semaine ; quant à l'eau minérale en boisson, on peut la prescrire sans inconvénients aux doses ordinaires.

V. — Les affections intestinales sont moins communes à Vichy que celles de l'estomac, et quand nous les rencontrons, c'est plutôt à titre de complication que comme maladies isolées. Cependant l'action de nos eaux est au moins aussi puissante sur l'intestin que sur l'estomac.

L'entérite chronique, avec ses selles muqueuses, sa constipation rebelle alternant parfois avec la diarrhée, est rapidement modifiée. En peu de temps, la constipation cède à l'usage des douches ascendantes rectales, et les selles ne tardent pas à revêtir un meilleur aspect.

La diarrhée chronique des pays chauds ne résiste guère à l'action des alcalins. On observe cette affection bien plus souvent dans les hôpitaux que dans la clientèle civile ; ce sont les anciens militaires qui ont passé la plus grande partie de leur service en Cochinchine ou au Tonkin, qui fournissent le plus gros contingent morbide. Cette diarrhée due, selon des travaux récents, à la présence d'un microbe dans l'intestin, s'accompagne d'un amaigrissement considérable et de débilitation générale ; néanmoins, sa marche, quoique

progressive, est habituellement lente et sa durée
fort longue. Mieux qu'aucune autre, elle résiste
aux traitements ordinaires, et persiste en dépit
des changements de climat. Tant que la cachexie
ne s'est pas encore produite, le traitement alcalin
est constamment indiqué; très rapidement alors,
le caractère des évacuations est changé dans un
sens favorable.

La dysenterie chronique, liée ou non à une hépatite subaiguë, est rare sur le continent euro-
péen, tandis qu'elle est assez commune en Afrique.
L'état anatomo-pathologique de l'intestin, qui est
le point de départ des selles muco-purulentes et
sanglantes qui affaiblissent tant les malades, permettent de la différencier de la diarrhée des pays
chauds, avec qui elle a des rapports nosologiques
assez étendus. Dans la dysenterie chronique, la
cure de Vichy ne peut cicatriser en quelques jours
les ulcérations qui existent dans le gros intestin;
mais elle arrive assez vite à modifier avantageusement le caractère des évacuations, à faire disparaître la présence du sang et du pus.

La lientérie des gros mangeurs est une affection
qui prend de plus en plus de l'extension. C'est immédiatement à la suite des repas qu'elle se produit, et les personnes qui y sont sujettes ne peuvent parfois attendre le dessert sans être con-
traintes de satisfaire à des besoins pressants. Une

légère colique intestinale est le signe précurseur
de l'évacuation. Lorsqu'une diététique bien calcu-
lée ne suffit pas à remédier à cet état, il faut
s'adresser avec confiance aux alcalins.

Plombières jouit, depuis de longues années, de
la légitime réputation de guérir l'entérite rhuma-
tismale. On ne recourt guère à Vichy, reconnais-
sons-le de suite, que dans le cas où cette première
station a échoué. Si j'en juge par les faits qui me
sont personnels, les malades ne tardent pas à
perdre, à nos thermes, cette susceptibilité au froid
qui produit ce flux diarrhéique à certaines époques
de l'année.

Dans toutes les variétés d'entérite, le traitement
thermal est sensiblement le même : bains minéraux chauds et longs le matin au lever. Ici, le bain
frais de vingt minutes est tout à fait insuffisant,
et l'hydrothérapie constamment nuisible.

D'une façon générale, la balnéation, j'insiste
sur ce point, constitue la partie la plus essentielle du traitement de Vichy dans les maladies
de l'intestin ; c'est principalement à elle que le
malade doit attribuer les avantages qu'il retire de
son séjour à nos thermes. L'eau minérale en boisson joue, au contraire, un rôle plus effacé ; on
devra se contenter de trois ou quatre quarts de
verre dans la journée, et quelques minutes avant
les repas. Si on enfreint cette règle, on s'expose
à augmenter le nombre des selles, sans en modifier le caractère.

Pendant toute la durée de la cure, il sera bon de surveiller activement le régime : dans l'immense majorité des cas, le lait fera seul les frais de l'alimentation. Il est rare, alors, que l'affection intestinale résiste ; en très peu de temps, on s'aperçoit, en effet, que les selles deviennent plus moulées et moins impérieuses, et cette heureuse solution ne fait que s'accentuer à mesure que le malade s'approche du moment du départ.

IV

AFFECTIONS

DES

VOIES URINAIRES

———

Pendant de longues années, Vichy a joui du monopole exclusif de remédier aux désordres des voies urinaires. A l'époque de Prunelle et de Petit, les dysuriques abondaient à nos thermes, et d'une façon générale rapportaient sinon une guérison radicale, tout au moins une atténuation notable de leurs malaises. C'étaient alors les beaux jours de la source des Célestins ; mais depuis que Contrexéville et Capvern ont été créées et luxueusement aménagées, ce monopole a disparu, et les maladies des voies urinaires semblent avoir pris d'autres directions. Néanmoins, Vichy a conservé encore un gros contingent de cette clientèle, que le temps ne fera qu'augmenter, dès que les préventions dont on a entouré à dessein cette station, auront disparu.

~~~~~~~~

I. — L'uréthrite blennorrhagique chronique n'a rien à faire avec le traitement alcalin, et si nous sommes obligé parfois de la combattre, c'est moins en tant que complication, que comme maladie intercurrente.

Dans le cours d'une cure thermale alcaline, la présence d'un écoulement même peu abondant, n'est pas un épiphénomène sans importance ; tout le monde a remarqué, en effet, que l'usage de notre eau minérale sur place, que nos bains tièdes ou frais, longs ou courts, augmentaient la blennorrhée et modifiaient la nature de la sécrétion. Dès la première semaine de la saison, il se manifeste un véritable état aigu ; le pus devient jaunâtre et plus abondant ; la miction est cuisante, les érections sont douloureuses, la marche fatigante.

Dans ces conditions, on est obligé de suspendre la cure ; on profite alors de cet entr'acte pour traiter le malade par les moyens ordinaires.

Les goutteux et les graveleux se plaignent parfois d'un petit écoulement séreux, qui n'a rien de commun avec celui de la blennorrhagie. On a constaté l'existence de ce flux, surtout chez les gens lymphatiques ou affaiblis. S'il inquiète toujours ceux qui en sont atteints, il n'acquiert jamais d'énormes proportions. Le traitement alcalin l'augmente assez habituellement, mais sans en changer le caractère. Au bout de trois ou quatre jours tout rentre dans l'ordre sans qu'il soit nécessaire pour cela d'intervenir.

II. — La cystite chronique, qu'elle soit la conséquence d'un rétrécissement uréthral, d'une hypertrophie de la prostate, d'une blennorrhagie ou
d'une pierre vésicale, en un mot quelle que soit
son origine pathogénétique, est justiciable des
eaux de Vichy.

Nous n'avons pas l'intention de décrire minutieusement cette désolante infirmité ; il nous suffira de rappeler au lecteur ces envies fréquentes
d'uriner, ces difficultés excessives de la miction,
la présence de muco-pus dans l'urine, pour qu'il
se fasse une idée exacte des ennuis de la cystite
chronique.

Les envies d'uriner sont moins pressantes que
dans la forme aiguë ; néanmoins, le malade est
obligé de se lever plusieurs fois la nuit pour satisfaire ce besoin. Pendant le jour, il est rare qu'il
puisse rester plus d'une heure sans éprouver ce
même désagrément. Dans tous les cas la miction
est douloureuse, nécessite des efforts pénibles,
pour n'aboutir qu'à un faible résultat. Tantôt la
vessie obéit mal à la volonté ; tantôt, au contraire,
le liquide urinaire s'échappe en silence, incons-
ciemment. Ces alternatives de rétention et d'incontinence s'observent assez souvent chez le même
individu.

En même temps l'urine perd la plupart de ses
qualités physiques et chimiques. Au lieu d'être
claire, elle est trouble ; son odeur est pénétrante.

On remarque au fond du vase tantôt des flocons nuageux, tantôt des mucosités épaisses filantes, ressemblant assez exactement à du blanc d'œuf, ou enfin des dépôts blanchâtres qui sont constitués par du pus. A ces productions diverses, s'adjoint parfois un peu de sang qui communique à la masse générale du liquide une légère teinte rosée.

Sous l'influence de fatigues corporelles, il survient parfois de réelles hématuries, qui n'acquièrent jamais une bien grande gravité, mais qui n'en fatiguent pas moins le malade, surtout quand elles se répètent à intervalles très rapprochés.

La cystite chronique, dont personne n'ignore la longue durée, finit toujours par produire dans la vessie des désordres irrémédiables. Ce n'est donc pas une guérison complète que l'on doit chercher à obtenir, mais un soulagement qui rende la vie supportable. Les eaux de Vichy sont à même d'amener ce résultat.

Ici, plus que dans les autres entités morbides tributaires de Vichy, le choix des sources est important. Afin d'arriver au but qu'on se propose, il faut, avant tout, obtenir un effet diurétique imposant. Or, nos eaux chaudes ont plutôt de l'action sur les glandes sudoripares que sur le rein, tandis que nos eaux froides facilitent la miction et augmentent la diurèse ; c'est donc à elles qu'il faut s'adresser de préférence.

Pendant longtemps, la source des Célestins a joui de la réputation de guérir les maladies des voies urinaires ; cette assertion était évidemment exagérée. Toutefois, on ne saurait méconnaître que dans la cystite chronique, en particulier, elle est appelée à rendre de réels services, à condition qu'elle soit maniée avec circonspection.

Comme dans la plupart des autres affections des voies urinaires, la balnéation est d'un puissant secours, pourvu que le bain soit tiède et prolongé. Il facilite la miction et contribue, pour une certaine part, à atténuer la phlegmasie vésicale.

Dans la cystite chronique, les contre-indications au traitement thermal proviennent de l'âge de l'individu, de sa constitution, plutôt que de la maladie en elle-même. Toutefois, si dans le cours de la cure, il survient des accidents aigus, caractérisés par des douleurs abdominales, périnéales ou lombaires, par de la fièvre, il est urgent de s'arrêter.

D'une façon générale, l'apparition d'une ou de plusieurs hématuries n'a pas une influence bien décisive sur l'avenir de la cure ; néanmoins, si les pissements de sang se renouvellent trop fréquemment, ou s'ils sont trop copieux, il est prudent de suspendre toute intervention hydriatique.

Dans les cas légers ou de moyenne intensité, au bout de peu de jours, l'urine devient plus limpide, moins odorante ; elle tend à reprendre peu à peu sa coloration ambrée ; le pus diminue d'abondance.

Afin de se rendre exactement compte de la marche rétrograde de la suppuration, il est nécessaire de faire uriner chaque soir le malade dans un verre à champagne ; le lendemain on examine le dépôt, et on peut, au moyen d'une échelle gravée sur les parois du verre, le comparer à celui de la veille ou des jours précédents. Quant aux mucosités, elles deviennent à leur tour de moins en moins épaisses ; les envies d'uriner ne sont plus aussi impérieuses ; le malade supporte mieux la présence de l'urine dans sa vessie, enfin les phénomènes de rétention ou d'incontinence tendent à disparaître. La nuit, il n'est plus obligé de se lever à chaque instant pour chercher son vase, et dans la journée, il peut rester des heures à la même place, sans être contraint de se dérober derrière un mur.

Dans les cas graves, lorsque la muqueuse vésicale est enflammée sur une vaste surface et à une grande profondeur, les moyens thermaux que nous venons de signaler et de conseiller ne suffisent plus ; il faut leur adjoindre des moyens curatifs spéciaux. On reconnaîtra aisément ces cas graves, à la nature et à la quantité des sédiments. Si les mucosités et le pus sont très abondants, si les envies d'uriner sont incessantes, et si ces désordres datent de longues années, on peut acquérir la certitude qu'on a affaire à une cystite rebelle.

Au traitement thermal ordinaire, il faut adjoindre le lavage de la vessie. La présence de pus, de

mucosités sur la muqueuse de ce viscère, outre que
ces produits augmentent l'inflammation sur place
et tendent à la propager aux parties environnan-
tes, ne sont pas sans danger prochain. Ils exposent en effet le malade à la pyohémie. Un nettoyage tous les deux ou trois jours avec un liquide
antiseptique ou astringent, en le débarrassant de
ces produits infectieux, peut seul lui éviter cette
triste perspective.

Dans les cas de cette nature, j'ai toujours eu recours au lavage de la vessie, et je n'ai eu qu'à
m'en féliciter. Tantôt je me suis servi de l'acide
borique, tantôt du nitrate d'argent, parfois du gou-
dron, exceptionnellement de l'eau de l'Hôpital.
Jamais je n'ai eu d'accidents sérieux à enregistrer.
Il m'est arrivé parfois d'observer un peu de
fièvre uréthrale, mais la quinine en avait facilement raison. Toutefois, cette petite opération
exige quelques précautions : 1º il faut que le liquide que l'on emploie soit tiède ; le malade sup-
portant mal le contact d'un corps froid dans la
vessie ; 2º on poussera l'injection avec lenteur, car
une pression exagérée est difficilement tolérée ;
3º chaque injection ne contiendra en moyenne
qu'un verre de liquide, soit 200 grammes environ,
si on ne veut pas provoquer des douleurs hypogastriques insupportables ; 4º enfin, dans tous les
cas, on ne dépensera pour chaque séance, pas plus
de deux litres d'excipient, si on ne veut pas s'ex-
poser à des accidents fébriles par suite de l'action

trop prolongée de la sonde dans l'urèthre et la vessie.

En tenant compte de ces préceptes, on peut être certain d'avance de n'avoir pas d'insuccès à consigner. Toutefois, avant de commencer, il est bon de s'assurer de l'état des reins et des bassinets, car s'il existe une pyélo-néphrite suppurative, il est bon de s'abstenir de tout nettoyage. Au reste, à quoi servirait le lavage de la vessie en cette circonstance ? Absolument à rien ; l'état de ce viscère, en admettant qu'on put le modifier avantageusement, n'empêcherait pas la pyélo-néphrite de suivre son cours. J'ajouterai même, que, dans ce cas, la présence d'une sonde dans l'urèthre serait susceptible d'augmenter la fièvre et pourrait occasionner des accidents rapidement mortels.

Pour tous mes lavages, l'instrument que j'emploie de préférence est celui de Maréchal ; il est d'un maniement commode et remplit strictement le but que je me propose, l'expulsion des dépôts purulents et muqueux que renferme la vessie. Avec la sonde à double courant, on atteint le même but et même l'opération dure moins longtemps, ce qui est précieux en pareille circonstance ; mais ce procédé a un inconvénient majeur, c'est que pour introduire la sonde à double courant, il faut un canal large, dilatable, et qu'alors il y a quelquefois dans la pratique journalière des difficultés de cathétérisme insurmontables. Avec l'instrument de Maréchal, on n'a pas à craindre des difficultés

de cette nature, car on peut employer des sondes
de petit calibre ; il est vrai qu'alors l'opération
dure quelques minutes de plus, mais c'est un inconvénient de peu d'importance.

Lorsqu'on est convaincu que le catarrhe vésical
est dû à la présence d'une pierre, il faut extraire
ce corps étranger. Dans les cas de ce genre, Petit
avait conseillé les lavages quotidiens avec l'eau de
Vichy, afin d'en opérer la dissolution. Ce moyen
tout théorique n'a pas produit cliniquement de résultat sérieux. En effet, les calculs vésicaux sont
constitués par une série de couches superposées
de nature différente ; d'une façon générale, le
noyau est de l'acide urique, mais dans l'enveloppe,
dominent les phosphates ; or, les eaux de Vichy,
si elles désagrègent les concrétions d'acide urique,
sont sans action sur les phosphates.

Quand le calcul a été broyé par la lithotritie ou
qu'il a été enlevé par la taille, s'il existe un peu
de catarrhe, avec quelques fragments d'acide urique, là seulement, les lavages de la vessie pourraient être de quelque utilité.

Avant de procéder à l'une ou l'autre de ces deux
opérations, les chirurgiens conseillent aussi aux
malades de se rendre à nos sources, non pas pour
obtenir la dissolution de leur pierre, mais pour
combattre le catarrhe vésical concomitant. Une
fois l'opération exécutée, ils les renvoient à Vichy,
afin qu'ils éliminent les produits muqueux ou purulents qui encombrent leur vessie, ou les débris

de calcul qui auraient été oubliés. Dans tous ces cas, le traitement ordinaire suffit, il n'est pas besoin de recourir a des moyens plus actifs, et notamment au lavage de la vessie.

III. — Peu d'affections déterminent des accidents aussi douloureux que la gravelle rénale. Si exceptionnellement elle occasionne la mort, elle n'en est pas moins fort souvent la cause de complications sérieuses : l'hématurie d'abord, et la pyélo-néphrite ensuite.

Pathologiquement, la gravelle se traduit par l'émission de concrétions de forme et de dimension variables, et n'ayant pas toujours une composition chimique identique. Tantôt, en effet, l'excrétion est formée par de l'acide urique pur — ce qui est la règle — tantôt, au contraire, par de l'acide oxalique — ce qui est rare — ou enfin par des produits phosphatiques — ce qui est tout à fait exceptionnel.

Cette émission de graviers, quel que soit leur substratum, n'a pas lieu sans souffrances. Dès qu'ils se détachent et se préparent à cheminer à travers les uretères, il surgit des douleurs abdominales et lombaires qui ne cessent que quand le corps étranger est arrivé au terme même de sa course. C'est à ce moment qu'il se produit parfois des hématuries qui occupent plusieurs mictions ;

cependant, elles acquièrent exceptionnellement des proportions inquiétantes. D'un autre côté, la pyélite ne se voit guère que chez les graveleux invétérés, qui logent dans leurs bassinets des concrétions nombreuses, dont la présence seule suffit pour enflammer les parties les plus élevées des voies urinaires. Il est de toute nécessité de prévoir ces deux complications possibles pour être à même de les traiter.

Les douleurs de la lithiase rénale, qu'on appelle communément coliques néphrétiques, n'ont point d'équivalent en pathologie. Elles dépassent de beaucoup, en violence et en longueur, celles de la lithiase biliaire. Lorsque le gravier est tombé dans la vessie, leur intensité s'amoindrit ; toutefois, si le canal de l'urèthre est dévié par une hypertrophie de la prostate, ou diminué de calibre par un rétrécissement fibreux, il survient encore des malaises indéfinissables, à l'occasion de cette dernière étape.

La colique néphrétique n'est pas constamment suivie de l'expulsion d'un gravier. Si la vessie n'est pas dans un état d'intégrité absolue, ou, si le corps étranger est trop volumineux pour s'engager dans la lumière du canal de l'urèthre, il se dépose alors dans le bas-fond de l'organe, y séjourne et peut, à la longue, devenir le point de départ de la pierre. Les graveleux, qui ont des vessies à colonnes et à cellules, sont exposés fréquemment à ce genre d'accident.

Pendant longtemps on se demanda si la colique néphrétique était toujours d'origine calculeuse. Les avis se partagèrent ; les uns — c'était, à vrai dire, le petit nombre — se fondant sur ce qu'on ne trouvait pas constamment des graviers dans l'urine des malades, à la suite d'un accès de colique néphrétique, supposaient que cet accident était parfois d'origine névralgique ; d'autres — et c'étaient les plus autorisés — n'admettaient pas que les coliques néphrétiques pussent se produire en dehors d'une obstruction des uretères par un corps étranger. Cette dernière opinion me paraît la plus admissible, et si l'on ne trouve pas toujours des graviers dans l'urine, on trouve toujours du sable, dont la présence en excès notable suffit amplement pour expliquer les accidents urinaires qui se sont produits.

Dans la gravelle, rien n'indique la veille ce qui se passera le lendemain. La colique néphrétique surprend sournoisement le malade ; elle débute brusquement et finit de même. Son acuité n'est pas toujours en rapport mathématique avec le volume du gravier ; tandis qu'au contraire sa violence et sa durée dépendent assez ordinairement de sa forme. Quant à l'hématurie qui lui succède assez souvent, elle est provoquée ordinairement par des déchirures de la muqueuse de l'uretère ; ce sont, dans ces cas, les aspérités et les angles aigus du corps étranger qui occasionnent ces solutions de continuité.

Comme dans toutes les affections paroxystiques douloureuses, il y a des nuances dans la colique néphrétique. Tantôt les accès sont de faible intensité et durent de trois quarts d'heure à une heure ; tantôt ils sont de moyenne violence et nécessitent une intervention modérée ; d'autres fois, enfin, ils ont une très grande acuité et provoquent des cris ; il faut alors intervenir activement.

La lithiase urinaire et la lithiase biliaire coïncident souvent ensemble ; les coliques néphrétique et hépatique sont donc appelées à évoluer simultanément. Dans ces cas, la souffrance est horrible ; le malade est en proie à une angoisse inexprimable ; il ne peut respirer, se tourne et se retourne sur son lit, se roule sur le plancher ; la vie est sérieusement menacée si on ne parvient à enrayer les souffrances.

Tous ces phénomènes sensoriels sont avantageusement modifiés par les eaux de Vichy, si bien que deux ou trois saisons suffisent pour les faire disparaître à tout jamais.

Dans un travail que j'ai publié en 1881, je disais « que les alcalins dissolvaient les graviers d'acide urique en les transformant en urate de soude, qui s'élimine insensiblement par l'urine ; que les dépôts phosphatiques, qui peuvent se produire alors dans la vessie, n'engendrent jamais de calculs ; qu'enfin les alcalins n'ont aucune action évidente sur les calculs de phosphate de chaux, d'oxalate de chaux ou ammoniaco-magnésiens. »

Depuis cette époque, mes opinions, loin de se modifier, n'ont fait que se fortifier.

Sous une forme ou sous une autre, il y a plus d'un siècle que les alcalins sont administrés avec succès dans la gravelle. Dans les fameuses préparations de Lady Stephens, il entrait une notable quantité de potasse qui amenait et devait amener la dissolution des graviers d'acide urique. Mais c'est à Chevalier que la science et l'humanité sont redevables des premiers essais de dissolution des concrétions des voies urinaires par les Eaux minérales alcalines.

En 1837, il vint habiter Vichy pendant plusieurs mois, et institua une série d'expériences avec l'eau de la Grande-Grille, du puits Carré et du puits Chomel. Il se servit de ces trois sources parce que la température de chacune d'elles se rapprochait de celle de la vessie. Il plaça des calculs d'acide urique, d'oxalate de chaux, de phosphate ammoniaco-magnésien dans des sacs en tulle de coton et les fit séjourner durant une semaine environ dans l'eau minérale. Au bout de ce temps, ces concrétions étaient dissoutes (calculs d'acide urique) ; les autres désagrégés (ammoniaco-magnésiens) ; enfin les derniers (oxalate de chaux) étaient légèrement attaqués.

A la même époque, Petit se livrait à des recherches analogues. Il scia des calculs d'acide urique, d'oxalate de chaux et ammoniaco-magnésiens et les renferma séparément dans un petit panier d'osier. Il les plongea ensuite dans la fontaine de la Grande-Grille. Tout était disposé pour que l'eau de cette source put se renouveler autour d'eux. La durée du séjour varia entre trois semaines et un mois. Voici les résultats qu'il obtint : ceux d'acide urique, qui pesaient ensemble 118 gr. 50, perdirent en 27 jours 53 gr. 95, soit 53 %; ceux de phosphates ammoniaco-magnésiens, qui pesaient ensemble 97 gr. 55, perdirent 58 gr. 75, soit 60 %; ceux d'oxalate de chaux conservèrent le poids qu'ils avaient avant l'expérience.

Dès que ces faits furent connus, une violente polémique s'engagea dans la presse, et des discussions passionnées s'élevèrent au sein des sociétés savantes. Les uns admirèrent, avec Petit, l'action dissolvante des Eaux de Vichy sur les calculs urinaires ; les autres, composés en grande partie des chirurgiens lithotriteurs, furent d'un avis opposé. C'est alors que Petit pria le Ministre du Commerce de faire contrôler ses expériences par l'Académie de Médecine. Cette demande ayant été agréée ; Bricheteau, Blandin, Ossian Henry, Husson et Bérard, furent nommés pour étudier la question. Un mois après, ce dernier lisait devant l'Académie le rapport suivant :

« Nous avons fait immerger plusieurs calculs de nature différente, dans des quantités déterminées d'eau minérale, tenue sans cesse à une chaleur de 35 à 40°. L'un était constitué par de l'acide urique, l'autre par du phosphate de chaux et du

phosphate ammoniaco-magnésien ; enfin, le troisième, par de l'oxalate de chaux.

« Ces calculs ont été soumis isolément à l'action d'un litre d'eau minérale pendant 15 jours, et
le liquide, à cette époque, fut remplacé pendant
15 nouveaux jours par une nouvelle dose semblable à la première, qu'on répéta une troisième
fois. Chaque calcul avait donc subi le contact de
trois litres d'eau minérale de Vichy ; séchés alors,
ils furent fixés, et le liquide tiré à clair, filtré, fut
analysé à part. Le calcul urique avait perdu 37 %
de son poids ; celui qui était constitué par du
phosphate ammoniaco-magnésien et du phosphate
de chaux, 29 % ; enfin celui d'oxalate de chaux et
d'acide urique mélangés, 17 %.

« La dissolution plus ou moins complète de tous
ces calculs avait donc eu lieu par l'action prolongée de l'eau de Vichy sur eux. »

Mes conclusions diffèrent de celles de l'Académie sur deux points essentiels. Les graviers
d'acide pur, ne résistent pas au contact de l'eau de
Vichy, pourvu que ce contact soit un peu prolongé.
Il suffit, pour s'en rendre compte, de relire les
expériences que j'ai faites jadis ou mieux encore
de les répéter. On verra alors qu'ils passent dans
leur totalité à l'état d'urate de soude. Pour les calculs d'oxalate de chaux, phosphatiques et ammoniaco-magnésiens, rien de semblable ne se produit. Ces corps perdent bien une partie de leur
poids, mais pareille déperdition aurait également

lieu au contact de l'eau ordinaire. Cette diminution de poids provient, en grande partie, de la
fonte de l'enveloppe muqueuse qui les recouvre.
J'ajouterai que si leur substance même se fendille,
se désagrège, se fragmente, jamais la constitution
chimique du calcul n'est modifiée. En effet, si on
analyse chaque morceau séparément, on retrou-
vera les mêmes éléments qu'avant l'expérience.

L'action dissolvante de l'eau de Vichy sur les
graviers d'acide urique me paraît absolument dé-
montrée par l'expérimentation, il nous reste à établir si sur le vivant pareille dissolution peut se
produire.

Quand le sujet est atteint de gravelle oxalique
ou phosphatique, il n'y a pas de doute à concevoir : aucune amélioration ne sera obtenue. C'est
un fait admis par tout le monde. Si, au contraire,
le malade est atteint de gravelle urique, ce qui
arrive 80 fois sur cent, il a des chances sérieuses
de guérison ; l'eau de Vichy est donc indiquée
dans les neuf dixièmes des cas de gravelle rénale.

Quelle est alors la règle thermale à observer
pour arriver à un résultat satisfaisant ?

Administrés à faible dose les carbonates alcalins
sont sans action appréciable dans la gravelle urique. En effet, une fois arrivés dans l'estomac, ils
se transforment en chlorures au contact de l'acide
chlorhydrique du suc gastrique et l'urine conserve
son acidité ordinaire. A haute dose, ils ne se
transforment que partiellement en chlorures ; la ma-

jeure partie est absorbée en nature. Le sang passe alors à l'état alcalin, et les urines d'acides qu'elles étaient deviennent neutres ou alcalines. C'est ce dernier effet qu'il faut chercher à obtenir et ce n'est que par le tâtonnement qu'on y parviendra.

A Vichy, deux verres d'eau minérale, pris le matin à jeun, suffisent le plus souvent pour rendre l'urine alcaline jusqu'au déjeuner. En absorbant la même quantité de ce liquide dans l'après-midi, l'alcalinité se maintiendra durant toute la journée. Si avant de se coucher on boit un cinquième verre, l'urine reste alcaline d'une façon permanente. Dans les cas où l'urine tend à redevenir acide dans la matinée ou dans l'après-midi, il n'est pas nécessaire d'augmenter sensiblement la dose d'eau minérale à l'intérieur, il suffit de plonger le malade dans un bain alcalin pendant une demi-heure.

A l'état normal, l'acidité de l'urine provient de la présence du phosphate acide de soude, de l'urate acide de soude, enfin de faibles proportions d'acide urique libre. Sous l'influence de la médication alcaline, le phosphate acide ne se forme pas. Quant à l'urate acide de soude, la question est plus complexe : celui qui se produit est constamment à l'état de sel neutre ou basique. En ce qui concerne l'acide urique libre, il est excrété à l'état de sel neutre ou basique de soude.

Ainsi, le phosphate acide ne se produisant plus, c'est l'urate basique de soude qui bien que sécrété en moins grande quantité, communique dans ce cas l'alcalinité à l'urine. Bouchardat ne partage pas cette manière de voir : « les phosphates terreux, dit-il, se déposent dans les urines alcalines, quelle que soit la cause de cette alcalinité. L'usage et surtout l'abus des alcalins favorisent donc le dépôt des phosphates dans la vessie. » M. Debout va plus loin ; il prétend que les Eaux de Vichy peuvent transformer des graveleux en calculeux, si au moment de la cure il se trouve de petits graviers dans la vessie. A l'appui de son dire, il cite plusieurs observations tirées, soit de sa pratique personnelle, soit de celle de ses confrères. Dans l'un de ces faits, il s'agit de la pierre de l'empereur Napoléon III que sir Henry Thompson lui montra peu après l'opération. Les fragments représentaient environ la moitié de la concrétion dont le volume dépassait une noix. Le centre de ce calcul était formé d'acide urique et d'urates, les couches périphériques, de phosphates. Le chirurgien anglais fut d'avis que les alcalins et l'eau de Vichy en particulier, avaient amené la formation de ces couches périphériques, encore augmentées dans les derniers temps par une irritation de la vessie.

Plus ont lit cette observation plus on cherche sur quelle donnée s'appuie ce chirurgien pour attribuer à nos Eaux cet accroissement, comme si l'irritation de la vessie, occasionnée par la présence de ce corps étranger, les fatigues du cheval pen-

6

dant la guerre de 1870, la dépression morale et physique après Sedan, n'étaient pas suffisantes pour tout expliquer. Il est à craindre que ces accusations si mal fondées n'aient été répandues dans le public que pour détourner l'attention sur le résultat déplorable d'une opération exécutée dans les plus détestables conditions.

En résumé, rien n'indique qu'un graveleux puisse devenir calculeux à Vichy ; tout semble, au contraire, devoir éloigner la crainte d'une solution aussi regrettable.

Le traitement thermal est des plus simples ; 5 ou 6 verres d'eau minérale par jour, moitié aux Célestins, moitié à la Grande-Grille ou à l'Hôpital, un bain et une douche chaque matin ou alternativement, suivant les indications et les cas. Toutefois, il faudra soigneusement éviter l'emploi des Eaux minérales contenant du fer, car on a observé qu'elles étaient généralement mal tolérées et qu'elles provoquaient même des coliques néphrétiques. Quant au régime, il est trop connu pour que nous le décrivions minutieusement Les viandes blanches, les légumes frais, à l'exception des tomates, épinards et oseille, le lait, les fruits très mûrs, le vin blanc léger, constitueront le fonds même de l'alimentation. Si pendant la cure il survient, malgré toutes les précautions prises, un ou plusieurs accès de colique néphrétique, il faut suspendre le traitement et ne le recommencer que quand les souffrances ont entièrement disparu.

En favorisant la désagrégation des concrétions rénales, la médication alcaline supprime peu à peu les manifestations douloureuses de la lithiase urique ; la colique néphrétique ne tarde pas à diminuer, par la suite, de fréquence et d'intensité. Ceux qui avaient souffert l'année précédente d'accès violents et nombreux, voient, après une première saison passée à nos thermes, le chiffre de leurs crises s'abaisser, en même temps que leurs souffrances sont devenues plus tolérables. Après une seconde cure, les accès ne se reproduisent plus qu'une ou deux fois dans l'année et le plus souvent ne sont pas assez longs ni assez aigus pour contraindre les malades à garder la chambre. Après la troisième cure, les coliques néphrétiques cessent ordinairement ; si par hasard elles se reproduisent, c'est à la suite d'un écart de régime ou après une fatigue excessive. Après la quatrième, tout se borne à quelques élancements dans la région des flancs et à un peu de pesanteur dans les lombes. Les autres cures ne sont le plus ordinairement que des mesures de précaution. On comprendra aisément que cette marche n'a rien d'absolu, qu'elle souffre de nombreuses exceptions tenant à l'idiosyncrasie du sujet, au début plus ou moins reculé de la gravelle et à son origine innée ou acquise.

IV. — Depuis longtemps, les alcalins ont été vantés dans l'albuminurie. Tous nos auteurs classiques les préconisent concurremment avec le perchlorure de fer, le tannin, etc. Il n'entre pas dans notre intention de passer en revue ici toutes les variétés de néphrites connues, ni de fixer les règles thérapeutiques spéciales à chacune d'elles, nous ne parlerons que des espèces les plus communément observées en clinique.

L'albuminurie aiguë, quelle que soit sa cause, est aggravée par l'emploi des alcalins. La fièvre redouble, les douleurs lombaires sont plus aiguës, l'hématurie devient plus abondante. Plus haut, nous nous sommes catégoriquement expliqué sur ce point.

Il n'en est pas de même de l'albuminurie chronique. La maladie de Bright, que nous rencontrons si souvent chez les buveurs de profession, est généralement améliorée à Vichy, pourvu que le sujet ne soit pas encore cachectique ; s'il y a anasarque, hypertrophie cardiaque, menace d'urémie, tendance à la congestion pulmonaire ou cérébrale, le plus sage est de s'abstenir. Mais lorsqu'il n'y a qu'un peu d'amaigrissement et d'affaiblissement, que le malade ne se plaint que modérément de la région lombaire, que les troubles circulatoires ne sont pas très prononcés, que les fonctions respiratoires s'exécutent librement, que l'encéphale n'est pas encore le siège de congestions séreuse ou sanguine, la médication alcaline ne peut que procurer des avantages, quelles que soient les doses d'albumine relevées dans l'urine par l'analyse chimique.

L'albuminurie scarlatineuse cesse le plus souvent avec l'affection qui l'a provoquée, il en est de même de l'albuminurie des femmes enceintes ; elle disparaît ordinairement dans les trois premiers mois qui suivent l'accouchement. Il arrive cependant que dans certains cas, et sans qu'on puisse en saisir le motif, ces deux espèces d'albuminurie persistent avec opiniâtreté pendant de nombreuses années. Elles s'accompagnent à la longue de délibitation générale, d'œdème localisé, de douleurs lombaires très modérées. Si on examine l'urine, on trouve que le taux de l'urée a baissé, beaucoup moins cependant que dans la maladie de Bright, et que le poids de l'albumine est beaucoup plus élevé que dans cette dernière affection. C'est dans l'albuminurie des scarlatineux et dans celle des femmes grosses que Vichy produit ses plus sûrs et ses meilleurs effets.

Dans le cours du diabète, il est assez constant d'observer des doses d'albumine assez fortes pour pouvoir être dosées. La présence de cet élément, dans l'urine, ne s'accompagne pas toujours de désordres bien nettement définis. C'est souvent un phénomène sans valeur séméiologique dû uniquement aux mictions fréquentes et exagérées, mais il arrive parfois que les doses s'élèvent à un gramme et plus dans les vingt-quatre heures. On a alors affaire au diabète albumineux. Dans ce cas particulier, à quoi est due la présence de ces fortes proportions d'albumine ? Plusieurs théories ont été avancées ; la plus vraisemblable, c'est celle qui attribue l'émission de cette substance au régime fortement azoté, à l'abus des liqueurs et du vin.

Que la présence de l'albumine dans l'urine soit due à la maladie de Bright, qu'elle soit la conséquence de la néphrite catarrhale ou du diabète, le traitement thermal est identique dans tous les cas. On instituera tout d'abord un régime approprié. Le malade ne fera qu'un seul repas à la fourchette, où domineront les légumes verts, ainsi que le conseille fort justement M. Dujardin-Beaumetz ; l'autre sera constitué uniquement par du lait. Quant à l'eau minérale, on l'administrera toujours à dose suffisante pour provoquer une légère diurèse. Le choix des sources n'est pas indifférent dans ce cas ; on s'adressera de préférence à celles qui sont fraîches ou froides ; cependant, si les fonctions sudorales sont notablement enrayées, on conseillera aussi une source chaude.

Le bain, par ses propriétés débilitantes, n'est pas toujours suivi d'un heureux effet. Je lui préfère de beaucoup l'hydrothérapie ; si les douches froides sont mal tolérées, on leur substituera les douches tièdes qui sont moins perturbatrices et qui semblent mieux calmer les douleurs lombaires.

Voici pour les cas simples, exempts de tous accidents et complications. Mais, dans le cours de son évolution, l'albuminurie chronique présente souvent des troubles circulatoires et nerveux, qui ont une grande valeur au point de vue de la thérapeutique hydriatique.

L'œdème, lorsqu'il est localisé aux jambes, qu'il n'est pas très accentué, ne gêne en rien la cure. Il en est de même de celui qu'on observe à la face et aux mains ; mais lorsqu'il s'étend aux bras, aux cuisses, qu'il gagne l'abdomen, il faut se borner au traitement interne. L'eau minérale sera administrée avec parcimonie, car à dose massive elle ne manquerait pas de provoquer une exacerbation des symptômes morbides. Il en sera de même, s'il y a une hypertrophie cardiaque notable, des congestions pulmonaires répétées, des saignements de nez abondants et fréquents.

Comment agit l'eau de Vichy dans la néphrite chronique ? D'une façon générale, l'albumine diminue mais ne disparaît pas complétement des urines, comme cela se voit pour le sucre diabétique ; toujours on en retrouve des traces, quelles que soient les doses primitives. Contrairement à ce qui se passe pour la glycosurie, la diminution de l'albumine ne coïncide pas exactement avec l'amendement des principaux symptômes de l'albuminurie.

Tout le monde a remarqué, en effet, que les néphrites chroniques les plus graves par leurs conséquences prochaines ou éloignées, n'étaient pas toujours celles qui s'accompagnaient d'une émission considérable d'albumine ; j'ai vu, à maintes reprises, des malades uriner 0 gr. 50 c. à peine de cette substance et présenter des complications redoutables, tandis que d'autres qui urinaient depuis des années 10, 12 et même 14 gr. d'albumine ne ressentaient rien d'insolite. La présence de l'albumine en plus ou moins grande proportion, sa diminution, sous l'influence d'un traitement rationnel, n'est donc pas un critérium suffisant pour donner à croire que le malade est dans une position critique ou satisfaisante.

L'abaissement du taux normal de l'urée est un phénomène constant dans les néphrites chroniques ; il coïncide généralement avec la diminution de poids et de volume de l'urine. Assez communément, en effet, l'urée descend à 6, 8 ou 10 gr. dans les vingt-quatre heures et même moins, en même temps l'émission totale des urines ne dépasse guère 8 ou 900 gr. pour le même laps de temps. Sous l'influence des Eaux de Vichy, l'urée remonte rapidement à 12, 15 et 20 gr. dans les 24 heures ; quant à l'urine, de limpide et mousseuse qu'elle était auparavant, elle devient jaunâtre ; si on a la précaution de la recueillir et de la peser, on trouve que son poids et son volume se sont élevés sensiblement et tendent à se rapprocher de la moyenne ordinaire.

Lorsqu'on a acquis ce résultat, on peut avancer que les complications graves de l'urémie sont écartées, au moins pour une période de temps assez longue. C'est alors que la digestion s'améliore, que l'œdème rétrocède, que les douleurs lombaires deviennent plus supportables. Ces heureux effets persistent au-delà des limites de la cure, et quelquefois même, l'année suivante, on est très étonné de s'apercevoir que l'urée et l'urine des vingt-quatre heures ont dépassé sensiblement le volume et le poids qu'ils avaient l'année précédente; mais ce n'est pas la règle. Si pendant l'hiver on ne s'astreint pas au régime lacté, si on abandonne l'usage des alcalins, on ne tarde pas à retomber.

C'est donc surtout par l'augmentation du poids de l'urée et du volume de l'urine, que l'on voit l'état des albuminuriques s'améliorer à Vichy.

V

DIABÈTE SUCRÉ

I. — Malgré les recherches les plus récentes, la pathogénie du diabète est tout aussi obscure aujourd'hui qu'il y a un demi-siècle. Chacun a sa théorie, de telle sorte qu'actuellement, il n'en existe pas moins d'une trentaine. Ce nombre, loin de diminuer, ne fera que s'accroître tant que l'anatomie pathologique de cette affection sera si peu précise. Certes, ce ne sont pas les lésions qui manquent. Aucun système, aucun organe n'est épargné ; mais ces lésions sont plutôt la conséquence que la cause du diabète. Avec une pareille obscurité, il est impossible d'assigner un siège réel à cette affection.

Cette insuffisance dans nos connaissances premières, a donné naissance à une foule de catégories de glycosurie, qui n'ont le plus souvent entre elles qu'un lieu commun : la présence du sucre dans le sang. La plupart des autres symptômes sont différents, y compris la marche et la terminaison elles-mêmes. Peut-on, en effet, envisager l'avenir

avec la même sécurité, lorsqu'on se trouve en
présence d'un diabétique gras et goutteux et d'un
diabétique maigre et affaibli ? Avec un régime et
un traitement appropriés, la vie chez le premier ne
sera qu'exceptionnellement menacée, tandis que
quoi qu'on fasse chez le second, on n'arrivera
presque jamais à prévenir une terminaison fatale.

Tous ces groupes pathologiques, qu'il serait
trop long d'énumérer, n'ont pas résisté au temps
ni à la critique. On n'a pas tardé à s'apercevoir
que la plupart d'entre eux ne pouvaient s'appliquer qu'à des cas donnés, et que les diabètes hépatique, nerveux ou pancréatique, s'ils n'étaient
pas de simples vues de l'esprit, ne devaient leur
dénomination qu'à des lésions isolées. Aujourd'hui
ces essais de localisation sont à peu près délais-
sés, bien que tout le monde soit d'accord pour
admettre que selon les individus, il y a prédominance de tel ou tel symptôme.

Toutes les classifications qu'on a introduites
dans la science, n'ont servi qu'à embrouiller la
question ; et si le diabète ne constitue pas une
unité morbide, il ne s'ensuit pas qu'il faille établir autant de formes que d'individus. Cependant s'il
n'y a pas quatre diabétiques qui se ressemblent, il
n'en est pas moins vrai que la glycosurie a des
rapports étroits avec d'autres états constitution-
nels : l'arthritis en particulier.

La coexistence de la goutte et du diabète ne
saurait être niée, bien que Griesinger, sur deux

cent vingt-cinq cas qu'il a observés, n'ait trouvé
que quatre goutteux, et que M. Bouchard ait pro-
fessé que le diabétique est rarement goutteux, et
que le goutteux est rarement diabétique. Tantôt
c'est le diabète qui commence, tantôt, au contraire,
c'est la goutte; il n'y a rien de fixe à ce sujet. Mais
ce qu'il y a de certain, c'est qu'ils n'évoluent pas
isolément sans ressentir des effets de voisinage.
Chez le goutteux qui devient diabétique, l'apparition de l'accès imprime à la glycosurie une phy-
sionomie toute spéciale : les déperditions sucrées
sont faibles et le pronostic est généralement favorable. Quand, au contraire, la goutte apparaît
dans le cours du diabète, les accès sont peu douloureux et peu longs; d'autre part, l'élimination
des matières sucrées n'est jamais énorme. De
telle sorte que, dans l'un et l'autre cas, il s'établit
entre le diabète et la goutte une espèce de correction dont l'effet est de diminuer la gravité de l'une
et de l'autre maladie.

Il y a même parfois une véritable alternance.
Marchal (de Calvi), raconte qu'un de ses malades,
dès qu'il n'avait plus de sucre dans ses urines,
éprouvait de violents accès de goutte. C'est ainsi
qu'une fois il se produisit une sciatique rebelle, qui
ne céda qu'à des cautérisations à l'acide nitrique. Il
vit souvent la cessation de la glycosurie être suivie d'accidents très douloureux, si bien qu'il con-
seilla l'usage des féculents afin qu'il y eut constamment 8 à 10 grammes de sucre,

Il arrive parfois qu'au lieu d'alterner ensemble, ces deux maladies se succèdent l'une à l'autre, et le plus souvent c'est le diabète qui remplace la goutte dont les accès sont supprimés. Dans ce cas alors, l'élimination journalière de substances glycosiques est considérable. J'ai vu plusieurs exemples de cette succession pathologique, et toujours c'était le diabète, et une forme des plus graves, qui remplaçait la goutte.

La gravelle urique coïncide avec le diabète, au moins dans le dixième des cas. On en a fait tantôt une complication, tantôt un phénomène intercurrent de la glycosurie, mais jamais on ne l'a considérée comme une manifestation morbide dérivant de la même diathèse. Bouchardat regarde la gravelle urique comme une complication rare de la glycosurie. M. Durand-Fardel va plus loin : « Jusqu'à présent, dit-il, nous ne pouvons voir dans la coïncidence de la gravelle avec le diabète qu'un simple rapprochement, dont il convient d'étudier le caractère, mais qui ne se rencontre que dans des cas limités, quelle que soit leur fréquence relative ».

M. Durand-Fardel, qui fait du diabète une diathèse qu'il appelle glycosurique, ne pouvait avoir une opinion différente. Mais il est très étonnant que Bouchardat, qui a tant insisté sur la surabondance d'excrétions d'acide urique, et par conséquent sur son excès dans le sang à l'état d'urate de soude, chez la plupart des glycosuriques, n'ait vu dans la gravelle qu'une complication rare de la glycosurie.

Dans le diabète et la gravelle urique, on voit évoluer les mêmes manifestations que dans le diabète et la goutte. Lorsque la glycosurie apparaît après la gravelle urique, généralement les coliques disparaissent, il n'y a plus d'expulsion de graviers; mais, d'autre part, les déperditions glycosiques atteignent des proportions énormes. Il n'y a plus correction, mais substitution complète d'une maladie à une autre.

Quand la gravelle urique se montre dans le cours d'un diabète confirmé, sa pathogénie a donné lieu à des divergences d'interprétation. Bence Jones prétend que c'est le régime suivi par les diabétiques qui est la cause de la formation des graviers rénaux. Il pouvait en être ainsi en 1853, époque à laquelle il écrivait ces lignes. A ce moment, en effet, on soumettait les diabétiques au régime carné exclusif, mais aujourd'hui on permet l'usage des légumes, on proscrit les liqueurs, les boissons généreuses ; on supprime en un mot tous les mets pouvant être susceptibles de produire de l'acide urique en excès. Néanmoins, la gravelle urique est aussi fréquente qu'à l'époque ou Bence Jones écrivait les lignes que je viens de citer. Dans ce cas, il se produit une véritable correction, analogue à celle qui se passe dans le diabète goutteux : l'élimination sucrée journalière est faible, et les coliques néphrétiques sont loin d'être aussi violentes et fréquentes que lorsqu'il n'y a pas en même temps glycosurie. Il est juste d'ajouter que cet antagonisme est loin d'être aussi net qu'entre le diabète et la goutte.

Jusqu'à ces dernières années on n'avait pas saisi les relations du diabète avec le rhumatisme, il a fallu qu'on produisît des statistiques imposantes pour qu'on se rendît à l'évidence. Les rhumatismes musculaire, aigu ou chronique, se rencontrent dans la glycosurie dans la moitié des cas, soit comme maladies antérieures, soit comme maladies concomitantes. De toutes ces variétés, la forme aiguë est celle dont le diabéte semble dériver le plus souvent. J'ai noté fréquemment cette cause prochaine chez des gens ayant eu un rhumatisme aigu poly-articulaire, dont la durée avait été longue et la convalescence difficile. Toutefois, je n'ai jamais remarqué que les complications cardiaques ou pulmonaires eussent une influence marquée sur l'évolution du diabète. Généralement les malades, chez qui le diabète avait pour point de départ une poly-arthrite aiguë, présentaient des symptômes graves. Je n'ai pas fait semblable remarque lorsque la glycosurie succédait au rhumatisme musculaire ou chronique.

Dans le cours du diabète, il n'est pas commun de voir se développer un rhumatisme articulaire aigu. Cependant cette éventualité se produit assez souvent pour qu'on ne la regarde pas comme une curiosité pathologique. Dans ces cas, l'affection

aiguë suit son cours normal, mais le sucre diminue et la polyurie cesse. Cette atténuation dans
les symptômes diabétiques ne doit pas être
imputée à l'apparition du rhumatisme. On observe
une semblable régression chez tous les glycosuriques qui ont de la fièvre. Cela est si vrai que, dès
que l'élément fébrile a cessé, le sucre revient et
augmente très rapidement. Deux fois M. Durand-
Fardel a été témoin de cette particularité.

Le rhumatisme articulaire chronique est beaucoup plus fréquent chez les diabétiques confirmés
que le rhumatisme articulaire aigu. Il frappe
d'ordinaire les petites jointures des mains et des
pieds, les déforme, ne détermine que peu ou pas
de phénomènes généraux et n'empêche pas la glycosurie de suivre son cours.

Les rapports de la lithiase biliaire avec le diabète, sans être aussi constants que les précédents,
n'en sont pas moins bien nettement établis. Généralement c'est la lithiase biliaire qui constitue le
premier échelon morbide, et après quelques années
de souffrances, le diabète se déclare. Il est bon de
faire observer que le plus ordinairement, les coliques hépatiques ont cessé ou tout au moins se sont
amendées, lorsqu'on trouve du sucre dans les
urines ; et à mesure que les symptômes diabétiques
s'accentuent, les manifestations douloureuses de
la lithiase biliaire s'atténuent ; le plus souvent
même elles disparaissent radicalement. En effet,
j'ai vu rarement des coliques hépatiques longues

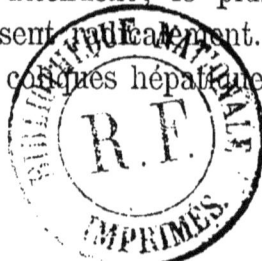

7

et violentes chez des diabétiques confirmés. Dans ces cas, ce n'est pas une simple correction à laquelle on a affaire, comme dans la goutte, mais à une véritable transformation.

L'obésité n'est considérée comme maladie que depuis quelques années seulement. Il a fallu bien des efforts et surtout les insistances de ceux qui en souffraient, pour décider les médecins à l'étudier. Non seulement l'obésité est une maladie, mais encore c'est une maladie qui peut en provoquer d'autres, ainsi que nous l'a montré M. Jardet.

La polysarcie a des affinités particulières avec le diabète, le mécanisme de leur production réciproque étant identique. Dans les statistiques les plus récentes, elle coïncide avec la glycosurie dans près de la moitié des cas. Peut-on regarder cette concomitance comme tout à fait fortuite, ce n'est guère possible. Mais si pour d'autres états morbides l'obésité constitue une circonstance défavorable, il n'en est pas de même pour le diabète. Le diabétique est appelé à maigrir. S'il est obèse il s'affaiblit moins vite, il résiste mieux.

En poussant un peu plus loin les recherches cliniques, on voit que ces rapports entre le diabète, la goutte, la gravelle, le rhumatisme, la lithiase biliaire et l'obésité, ne s'observent pas seulement sur l'individu malade ; les ascendants des diabétiques étaient, soit diabétiques eux-mêmes, soit goutteux ou rhumatisants, et leurs enfants sont

graveleux ou obèses, quand ils ne sont pas en
même temps glycosuriques.

Il ressort clairement des faits que nous avons
observés nous-même, de ceux qui ont été signalés
par MM. Charcot et Bouchard, que les liens qui
rattachent le diabète à la diathèse arthritique sont
de la plus haute évidence. Ils prouvent surabon-
damment que le diabète, la goutte, la gravelle, le
rhumatisme, la lithiase biliaire et l'obésité, appartiennent tous à la même famille morbide.

II. — Le régime est le plus souvent impuissant
à enrayer la marche du diabète ; on voit cependant, par la suppression des féculents et des substances sucrées, le mal rétrograder. Mais, au bout
de quelque temps, les symptômes s'aggravent.

Il est facile de se rendre compte de cette particularité, lorsqu'on réfléchit qu'indépendamment de
l'alimentation, il y a un organe susceptible de produire du sucre : le foie. Pour arrêter les progrès
de l'affection, la faire rétrocéder, deux indications
sont à remplir :

1° Trouver un agent qui détruise le sucre une
fois qu'il est formé ;

2° Un remède qui empêche la formation de la
glycose, en dehors de l'abstinence des matières
amylacées et sucrées.

La première indication est facile à satisfaire : les

exercices du corps, la gymnastique, les promenades, en activant la combustion respiratoire, amènent la destruction de la glycose contenue dans les liquides de l'économie. Quant à la seconde, elle est remplie par la médication alcaline et notamment par l'eau de Vichy.

Rollo est le premier qui ait étudié sérieusement l'action des alcalins dans la glycosurie. Les préparations dont il se servait étaient l'eau de chaux et le sulfure de potasse ; voici, du reste, le résumé du régime qu'il faisait suivre à ses malades :

1º Déjeûner. — *Un demi-litre d'eau de chaux* et un litre et demi de lait mêlés ensemble, du pain et du beurre.

2º Dîner. — Des boudins composés de sang et de graisse, l'usage modéré des viandes faisandées et des graisses aussi rances que l'estomac pourra les supporter, telles que celles du porc.

3º Souper. — Mêmes substances qu'à déjeuner.

4º On donnera pour boisson journalière *quatre grammes de sulfure de potasse dissous dans un demi-décalitre d'eau.* Il est clair, d'après ce qui précède, que Rollo avait entrevu les bienfaits des alcalins dans le diabète, sans cependant se rendre un compte exact de leur action thérapeutique.

Pendant de longues années, ce fut à peu près le seul traitement qu'on dirigea contre la glycosurie, et la science en était là, lorsque parurent, en 1848, les travaux de Bouchardat et de Mialhe.

Ce dernier préconisait les alcalins en vue de la

théorie suivante : l'amidon introduit par les aliments se transforme en glycose sous l'influence de la salive et du suc pancréatique, puis pénètre dans le sang. Chez l'homme sain, la glycose arrivée dans le liquide sanguin se décompose en présence des alcalins contenus normalement dans les humeurs ; mais chez le diabétique, elle trouve un sang dépourvu d'alcalinité, elle reste intacte, devient un corps inutilisable, qui est expulsé par les urines. En administrant des alcalins, le sucre reprend sa marche naturelle, il se transforme en acide carbonique et en eau.

C'est pour cela, du reste, que Mialhe prescrivait chaque jour 6 à 12 grammes de bicarbonate de soude, joints à l'eau de Vichy, aux repas. Les résultats obtenus furent excellents, bien que la théorie fut fausse.

M. Bouchardat a employé largement les alcalins, *notamment l'eau de chaux et le bitratate de soude,* contre la glycosurie. Il en a retiré de bons effets. Ceci s'explique très bien, dit-il, par l'action retardatrice de la chaux : *la dissolution des féculents* s'opère plus lentement, l'estomac se vide moins rapidement et l'esprit maladif décroit.

Des théories de Bouchardat et de Mialhe nous rapprocherons celle de Trousseau, qui s'en éloigne un peu cependant : « Lorsque le diabète n'est pas arrivé à un degré très avancé, l'usage des alcalins, et *notamment du bicarconate de soude et de la magnésie,* empêche d'une façon presque certaine

la transformation saccharine, ou tout au moins
permet que le sucre soit assimilé et décomposé
dans le torrent circulatoire, de manière à n'être
plus rendu par les urines, et en même temps nous
voyons la soif diminuer, les sueurs et les forces reparaître ; et aujourd'hui, grâce à cette médication,
on compte des cas assez nombreux de guérison
plus ou moins complète, d'une maladie que l'on
considérait naguère comme au-dessus des ressources de l'art ». Ainsi donc, pour Trousseau, les alcalins sont appelés à jouer un double rôle dans la
cure du diabète : empêcher la formation du sucre,
favoriser l'assimilation et la destruction de la glycose accumulée dans l'économie.

Malgré tout ce qui a été dit sur ce sujet, l'action
des alcalins dans le diabète n'est pas admise par
tout le monde. Il suffit, pour s'en rendre compte,
de jeter un coup d'œil sur l'article « Alcalins » du
dictionnaire de Jaccoud, dont l'auteur est M. Hirtz.
Nous allons en citer les conclusions, elles en
valent la peine :

« Lorsque les ingénieuses théories de Bouchardat
et de Mialhe, sur la production du diabète, ému-
rent le monde médical, lorsqu'on crut trouver dans
une alcalinité insuffisante, soit des sucs digestifs,
soit du sang lui-même, le secret de la glycosurie,
on ouvrit à deux battants, à la médication sodique,
la thérapeutique du diabète ; et l'on voit par
quelles trompeuses promesses les thermes alcalins
firent un appel pompeux à tous les diabétiques.

Les immortels travaux de Cl. Bernard et de Schiff démontrèrent péremptoirement l'insanité de cette théorie et de ses espérances. On sait, aujourd'hui, que l'intervention des alcalins n'a pas la moindre influence sur la production du sucre que le foie sé-crète de toute pièce, et ce que la physiologie avance ici, la thérapeutique usuelle le prouve cha-que jour. Ni les thermes alcalins, ni l'usage con-tinu du carbonate de soude, ne modifient la gly-cosurie ; le régime hygiénique seul la modifie momentanément. Nous pourrions citer nos propres observations à cet égard ; nous préférons rappeler un travail sorti de la clinique de Tubingue, sous la direction de Griesinger, où la médication alcaline, essayée avec le régime classique et le régime fécu-lent, a donné pour conclusion l'absence totale d'influence thérapeutique du bicarbonate de soude. Il est difficile d'asseoir une conclusion sur un tra-vail plus exact. »

Nous ajouterons qu'il serait difficile d'écrire plus d'erreurs en si peu de phrases.

Il est certain que, dans quelques cas, fort rares d'ailleurs, les alcalins, sans avoir d'influence no-cive, échouent complètement ; mais est-ce à dire pour cela qu'ils échouent ordinairement ? Ne voit-on pas, à chaque instant, des médicaments dont la spécificité ne saurait être niée, tels que le sulfate de quinine et le mercure, ne pouvoir enrayer la ma-ladie contre laquelle on les emploie ?

M. Durand-Fardel s'exprime autrement. Voici ce qu'il dit dans son traité du diabète :

« Les eaux de Vichy agissent dans le traitement du diabète, suivant une direction curative. On peut assigner à une médication un sens curatif, lorsque en dehors du traitement diététique et des autres moyens appropriés, elle détermine non seulement l'amoindrissement ou la disparition des symptômes du diabète, mais encore l'amoindrissement et la disparition de la glycosurie, et cela sinon d'une manière constante, ce qui ne saurait être exigé en thérapeutique, du moins d'une manière habituelle.

« J'ai dressé le tableau de soixante et onze cas de diabète, datant tous de plusieurs mois, et dans lesquels la quantité de sucre a été déterminée au commencement et à la fin, ou dans le cours du traitement thermal.

« Dans quatorze cas le sucre disparut complètement, sous l'influence du traitement thermal. Ils étaient, pour la plupart, assez récents, car dans neuf d'entre eux la maladie ne datait que d'un à dix mois. Mais, dans quatre autres, elle remontait à plusieurs années. Elle était également ancienne dans les cinq cas où il ne restait que des traces de sucre. Dans sept autres cas, où le sucre ne dépassait pas un gramme à la fin du traitement, si la maladie ne datait que de trois mois dans l'un d'eux, elle remontait à plusieurs années dans trois autres ; son début est demeuré indéterminé dans les trois restant. » Plus loin il est encore plus démonstratif : « L'abaissement du sucre est généralement considérable. Dans trente-neuf cas, la proportion du sucre restant était nulle ou n'atteignait pas le quart de celle du début ; dans cinq cas, elle était à peu près égale au quart ; dans sept cas au tiers ; dans huit cas, à la moitié ; dans huit cas seulement elle n'atteignait pas celle-ci. Enfin, la proportion du sucre est restée la même deux fois, et a légèrement augmenté deux fois.

« Les résultats obtenus sont donc bien le fait du traitement thermal lui-même, d'autant plus que ces malades suivaient à Vichy un régime moins strict que celui auquel ils avaient pu se soumettre chez eux, la vie d'hôtel ne se prêtant pas suffisamment aux exigences de la diatétique diabétique. »

Quel est donc le rôle que jouent les alcalins dans cette décroissance et dans cette disparition de la glycose urinaire ? Favorisent-ils la transformation en eau et en acide carbonique du sucre déjà formé et contenu dans le sang, ou bien empêchent-ils, au contraire, la transformation de ce sucre ? Nous allons examiner successivement ces deux hypothèses.

Pour arriver à des résultats concluants, on a été obligé de recourir à la chimie et aux expériences sur les animaux. C'est à Poggiale, Lehmann et Cl. Bernard, que l'on doit les recherches les plus approfondies sur cette importante question. Citons leurs conclusions : « Nous avons démontré qu'en injectant, dans la veine jugulaire d'un lapin, une solution de sucre et de bicarbonate de soude, on retrouve dans les urines autant de sucre que quand l'injection se fait avec une injection sucrée seulement.

« Enfin, nous avons observé que les carbonates alcalins n'agissent pas sur la glycose au-dessous de 95°, et qu'à cette température, elle éprouve si .lentement les métamorphoses qui la convertissent en eau et en acide carbonique, qu'on trouve encore beaucoup de sucre si on prolonge l'ébullition. La potasse et la soude caustiques, elles-mêmes, ne détruisent le sucre qu'à une température élevée. »

Il y a quelques années, nous avons repris ces expériences avec M. Bretet, pharmacien à Vichy. Nous avons mis en contact, de la glycose et du bicardonate de soude, à des températures différentes, comprises entre 15° et 60°, à l'abri de l'air, ou non. Les résultats auxquels nous sommes arrivés n'ont fait que confirmer les connaissances déjà acquises : les alcalins n'ont aucune action évidente sur la glycose, ils ne la détruisent point, ils ne la convertissent ni en eau ni en acide carbonique.

Ces sels empêcheraient-ils donc la formation du sucre dans l'économie, en amoindrissant les propriétés saccharifiantes de la salive et du suc pancréatique sur les matières amylacées ? C'est ce que nous allons établir. — Frémy, en arrosant un arbre avec une solution alcaline, a constaté qu'il ne donnait plus de fruits sucrés. D'après Martin-

Damourette, la vigne fournit un raisin à peu près privé de sucre, si on l'arrose avec une solution alcaline.

Aux expériences exécutées sur les végétaux, ont succédé les expériences sur l'homme et sur les animaux. M. Pavy, en 1869, remarqua qu'en mettant au contact de la salive, une substance amylacée et une solution de potasse, la transformation glycosique ne se faisait plus. Après avoir obtenu ce premier résultat expérimental, il chercha à déterminer si les alcalis, qui rendent inerte la diastase salivaire, ont la même action sur la matière glycogène. Il injecta une solution concentrée de potasse dans la veine Porte d'un chien ; aussitôt après la mort, l'analyse du foie démontra qu'il n'y avait pas de glycose produite. Mais si au lieu de faire l'expérience de suite après la mort, on attend quelques instants, le sucre se produit et l'injection de potasse, dans la veine Porte, prouve que cette solution est sans action sur le sucre formé ; c'est donc sur la matière glycogène qu'elle agit. Elle empêche la formation du sucre, mais ne le détruit pas.

Le carbonate de soude possède la même propriété que la potasse : il empêche la formation du sucre. Voici l'expérience que M. Pavy a exécutée, pour le prouver. Il serra par une ligature quelques lobules du foie qui furent ainsi séparés du reste de la circulation hépatique ; il injecta une solution de bicarbonate de soude dans la veine Porte ; les parties dans lesquelles l'injection pénétra ne contenaient pas de sucre ; les lobules séparés par la ligature contenaient du sucre. En résumé, pour M. Pavy, les alcalins empêchent la formation du sucre.

Les expériences auxquelles nous nous sommes livrés, M. Bretet et moi, nous ont amenés à partager entièrement cette dernière manière de voir. Elles ont porté sur la salive humaine et sur le suc pancréatique, c'est-à-dire sur les deux agents de la digestion des matières féculentes.

Nous croyons inutile d'entrer dans les détails des expériences que nous avons exécutées avec la salive ; nous dirons seulement que toutes ont été faites en opérant comparativement sur des quantités égales d'amidon sec, de salive et d'eau. L'un des flacons contenait seulement ces trois substances ; au second on ajouta du bicarbonate de soude ; les flacons étaient placés dans une étuve chauffée à 40°, remontés et agités fréquemment. Après un séjour plus ou moins prolongé, mais égal pour chacun des essais comparatifs, les liquides étaient filtrés et dans chacun d'eux le sucre dosé à l'aide de la liqueur de Fehling.

Les résultats que nous avons obtenus ont été des plus nets. Dans le flacon qui ne renfermait que de l'amidon, de la salive et de l'eau, nous avons trouvé de notables quantités de sucre, tandis que dans le second flacon, où nous avions ajouté du bicarbonate de soude, il y en avait des quantités beaucoup moindres.

Lorsqu'au lieu d'employer le bicarbonate de soude, nous l'avons remplacé par une solution concentrée de potasse, à la dose de quelques gouttes seulement, la différence a été bien plus sensible encore. Les liquides alcalins renfermaient alors si peu de sucre, qu'un dosage rigoureux était presque impossible, et nous avons dû nous borner à constater la présence de la glycose qui, du reste, n'a jamais fait défaut.

Nos essais sur le suc pancréatique des animaux, l'amidon et le bicarbonate de soude ont été tout aussi concluants, de telle sorte que pour M. Bretet et pour moi, les alcalins sont sans action sur la glycose déjà formée. Ils interviennent dans la production de la glycose urinaire en diminuant le pouvoir saccharifiant des liquides diatasiques. Le bicarbonate de soude agit non seulement sur la diastase salivaire, mais aussi sur le sucre pancréatique.

Après cette longue mais indispensable digression, arrivons maintenant à la cure du diabète par les Eaux de Vichy.

III. — Avant de se soumettre au traitement alcalin, les malades suivent depuis des mois, et même des années, un régime approprié à leur état : abstinence absolue d'aliments féculents et sucrés, pain de gluten aux repas, etc. On observe, il est vrai, cette règle de conduite avec plus ou moins de sévérité ; cependant, cette sélection nutritive est suffisante pour amener une décroissance rapide dans les déperditions glycosiques. Mais, quoi qu'en disé Bouchardat, cette abstinence, bien qu'elle soit rigoureusement prolongée, ne peut faire disparaître le sucre urinaire, ni l'amener à un minimum satisfaisant.

A Vichy, dès que les malades ont fréquenté nos sources, les symptômes les plus gênants se modifient avantageusement. Dès le quatrième ou le cinquième jour la soif et la sécheresse de la bouche sont déjà moins pénibles ; elles cessent même vers le dixième jour dans les cas les plus propices, et vers le trentième dans les plus désavantageux. Les nuits sont meilleures ; les malades ne sont plus obligés de se lever à chaque instant pour boire et pour uriner, la polyurie diminue. Le sommeil est calme, l'agitation cesse. L'acidité de l'urine est moins accusée, de claire et limpide elle passe au jaune orangé ; cette coloration ne fait que s'accentuer à mesure que le mieux s'établit. Quant au sucre, il diminue : c'est la règle ; la disparition ou l'augmentation sont l'exception. Sur cent quarante-six malades dont j'ai fait analyser les urines, à l'arrivée et au départ, voici les résultats que j'ai obtenus : diminution plus ou moins grande de la glycose, cent onze fois ; disparition totale, neuf ; augmentation légère, vingt-cinq ; état stationnaire, un. Cette statistique est assez éloquente pour que je me dispense d'en défendre les chiffres.

L'appétit, lorsqu'il est désordonné, se régularise ; toutefois, cette amélioration ne se fait guère sentir qu'à la fin de la première semaine. Par contre, les diabétiques qui se plaignent d'anorexie, de flatuosités, de borborygmes, de tendance au sommeil après le repas, reprennent très vite un excellent appétit, la digestion s'améliore. En somme, dans un cas comme dans l'autre, la médication alcaline tend à rétablir, dans leur intégrité, les fonctions de l'estomac et des intestins. Dès ce moment les forces reprennent et l'amaigrissement progressif s'arrête.

Tout le monde sait que, dans le diabète, l'amaigrissement atteint parfois des proportions excessives. J'ai vu des malades perdre, en quelques mois, 15 et 20 kilog., et devenir absolument méconnaissables. Dès qu'ils étaient soumis au traitement de Vichy, non seulement ils ne maigrissaient plus, mais encore ils engraissaient si bien qu'ils avaient repris plusieurs kilog. après leur cure, et dans le cas où ils continuaient la médication rationnelle à domicile, avec persévérance, ils recouvraient très vite ce qu'ils avaient perdu.

Pas plus que les troubles fonctionnels et physiques que nous venons de passer en revue, la sécheresse de la peau ne résiste à l'emploi méthodique des alcalins. En quelques jours cet organe reprend sa souplesse ordinaire, et ce sentiment spécial que la main éprouve, lorsqu'elle est en contact avec les téguments, se dissipe assez promptement. Exceptionnellement j'ai dû recourir aux injections sous-cutanées de chlorhydrate de pilocarpine pour ramener la sueur. Quant à l'anaphrodisie elle résiste parfois avec une opiniâtreté désespérante ; il faut plusieurs années de traitement pour ramener les érections au point où elles en étaient au moment de l'apparition du diabète, quelquefois même on ne réussit pas à les rappeler. Le phimosis est moins tenace, la balnéation suffit le plus souvent pour la faire disparaître. Il en est de même du prurit génital, il cesse avec les autres phénomènes morbides.

A mesure que la glycosurie et la polyurie diminuent, l'amblyopie tend à décroître. Ceux qui, peu auparavant, ne pouvaient distinguer les objets à de faibles distances, arrivent en quelques jours à apercevoir et à reconnaître les personnes de leur entourage. C'est ainsi que se passent les choses lorsque les lésions au fond de l'œil se bornent à des troubles circulatoires ou fonctionnels, sans altération grave dans la texture de la pupille. Mais quand ce dernier organe est le siège d'hémorrhagie, de dégénérescence granulo-graisseuse, les alcalins ne sont pas susceptibles de rétablir les fonctions visuelles. La cécité est fatale un jour ou l'autre.

Il en est à peu près de même pour les cataractes molles, diabétiques. Les Eaux de Vichy ne parviennent point à enrayer leur marche, mais en ramenant à un état satisfaisant les fonctions

générales de l'économie, en arrêtant le progrès de
la désassimilation, en atténuant les éliminations
glycosiques, elles permettent à la chirurgie d'intervenir efficacement. Avant d'opérer, les oculistes
sont en effet d'avis d'attendre que les phénomènes
de consomption aient cessé, que les forces aient
repris, que le sucre ait diminué. Or, pour obtenir
ce résultat, il n'y a que la médication alcaline
appuyée sur le régime qui en soit capable ; son
action curative dans les cataractes, tout en étant
indirecte, n'en est pas moins salutaire.

Il y a quelques années, on prétendait que l'urée
n'existait qu'en faible quantité dans le diabète.
Cette opinion provenait sans nul doute de ce qu'on
ne tenait pas assez compte du poids de l'urine
émise dans les vingt-quatre heures. Un peu plus
tard une opinion inverse se produisit : tous les
diabétiques étaient regardés comme *azoturiques,*
parce que probablement les analyses avaient porté
sur des individus cachectiques. .

Il y a évidemment exagération de part et d'autre. Les statistiques sur lesquelles on s'est appuyé pour avancer ces opinions ne sont pas con-
cluantes, parce qu'on ne note pas l'âge du sujet,
son état d'embonpoint ou de maigreur, la période
morbide dans laquelle il se trouve. Sur cent dix-
sept cas, j'ai trouvé l'urée normale ou légèrement
au-dessous de la normale soixante-six fois, tandis
qu'il n'y avait azoturie que cinquante et une fois.

La présence de l'urée en excès dans les urines

diabétiques a, le plus souvent, une signification grave. Elle coïncide, en effet, avec une soif exagérée, une polyurie considérable, un amaigrissement et un affaiblissement énormes.

Le traitement de Vichy a-t-il une action évidente sur cette complication ? Sur cent dix malades, cinquante-neuf fois il y eut diminution du taux de l'urée, quarante-sept fois augmentation, et chez quatre d'entre eux, on trouva la même quantité au départ qu'à l'arrivée. Quarante fois, sur cinquante-neuf, cette diminution porta sur des malades ayant de l'urée en excès, et onze fois seulement, sur quarante-sept, l'élévation du chiffre de l'urée eut lieu chez des azoturiques. De telle sorte que le traitement alcalin a pour effet d'amoindrir cette élimination exagérée des matières extractives, et de les amener à un taux à peu près normal ; comme conséquence de cette action thérapeutique, la plupart des symptômes que nous avons énumérés plus haut suivent une marche rétrograde.

La présence en excès des phosphates dans les urines de nos diabétiques, coïncide le plus habituellement avec de larges éliminations glycosuriques ; mais parfois aussi on observe une phosphaturie évidente, alors que le taux du sucre n'est pas très élevé.

La phosphaturie est le résultat d'une désassimilation importante, elle a donc une signification grave. Toutes les catégories de diabète y sont exposées, cependant c'est dans le diabète maigre que ce phénomène pathologique acquiert sa plus haute intensité et sa plus grande fréquence.

L'excès de l'acide phosphorique n'est pas rare ; sur cent quatorze malades, quarante-deux fois cet acide dépassa 3 gr. 50 par jour.

Quelle influence l'eau de Vichy exerce-t-elle sur cette élimination ?

La plupart de ces quarante-deux malades ne sont venus qu'une seule fois à nos thermes ; quelques-uns cependant les ont fréquentés, deux, trois et même quatre fois. Ils ont donné lieu à cinquante-six analyses à l'arrivée et au départ. Toutes ces analyses ont été exécutées par le même chimiste, M. Bretet. Voici les résultats obtenus : trente fois l'acide phosphorique augmenta ; vingt-quatre fois il diminua, et deux fois il resta stationnaire.

Sur soixante-neuf malades dont l'acide phosphorique éliminé était au-dessous de 3 gr. 50 par vingt-quatre heures, trente-neuf fois il y eut augmentation, quarante et une fois diminution et une fois état stationnaire. Comme les précédents, quelques-uns d'entre eux étaient venus à Vichy à plusieurs reprises. Je n'ai jamais remarqué que ces variations en plus ou en moins eussent un rapport quelconque avec les déperditions glycosiques.

La conclusion logique à tirer de tous ces faits

est que l'Eau alcaline de Vichy n'a aucune influence marquée sur la phosphaturie diabétique.

La présence de l'albumine dans les urines de nos glycosuriques n'est pas toujours l'indice d'une néphrite, car souvent on constate l'absence de cylindres. M. Bouchard attache une grande importance à la rétraction du coagulum dans l'albuminurie diabétique. D'après lui, cette rétraction ne s'observe que dans le cas où la glycosurie se complique de maladie de Bright. J'ai cherché à maintes reprises à me rendre compte de cette particularité, mais rarement il m'a été permis de la constater.

Quand l'albuminurie est transitoire, elle n'a pas de valeur séméiologique ; si elle devient persistante, si elle s'accentue, elle peut devenir le point de départ de désordres graves.

Cette complication est-elle modifiée par la médication alcaline ? Selon M. Durand-Fardel, Vichy serait sans effet sur elle. Il n'a jamais remarqué que l'albumine fut influencée d'une façon quelconque par le traitement thermal ; dans tous les cas observés par lui, elle persistait au même degré malgré la diminution ou la disparition du sucre. M. Coignard a été plus heureux ; sur sept cas qu'il a observés, quatre fois il y a eu disparition complète, deux fois diminution notable, et une fois augmentation à peine appréciable. Dans cent quatre analyses qui m'ont été fournies par M. Bretet, nous trouvons cinquante-quatre fois diminution ou

disparition complète, vingt-quatre fois état stationnaire, et vingt-sept fois seulement augmentation.

Bien que sous l'influence du traitement alcalin,
le taux de l'albumine semble baisser dans une proportion considérable, ce n'est pas un critérium
suffisant pour se croire à l'abri de tous accidents.
Il y a un autre élément dont il faut tenir compte :
c'est l'urée.

En 1880, nous écrivions que dans le *diabète
maigre* les alcalins échouaient habituellement, et
que quoi qu'on fît on ne réussissait pas à modérer
les déperditions glycosiques et azotées, à calmer
la soif ni à relever les forces. Cette assertion,
exacte dans son ensemble, est sujette cependant
à quelques réserves. En tout cas, il y a au moins
des distinctions à établir.

Bien que le malade soit affaibli, amaigri, fortement polyurique et que la glycose urinaire soit très
abondante, le traitement de Vichy donne souvent
de bons résultats. Sous l'influence de nos Eaux,
l'urine subit les changements les plus favorables,
au point de vue de l'abaissement du taux du sucre,
et les autres symptômes qui en dérivent paraissent
avantageusement influencés. Le malade engraisse,
reprend un peu de vigueur, la polydipsie et la polyurie s'apaisent. Toutefois, en ce qui concerne la
soif, il m'est arrivé assez souvent d'observer que
les Eaux de Vichy étaient impuissantes à la calmer, à la rendre supportable ; j'ai dû recourir alors
aux injections sous-cutanées d'ergotinine. Elles

m'ont rendu le plus grand service dans bon nombre de cas et n'ont jamais donné lieu à des accidents locaux ou généraux qui méritent d'être signalés.

L'amélioration du diabétique maigre, tout en étant indiscutable, offre moins de durée, de persistance que celle du diabétique gras. On peut enrayer pour un certain temps l'hyperglycémie, mais tôt ou tard elle reparaît avec son cortège symptomatique ordinaire.

Il existe une autre catégorie de diabète maigre contre laquelle l'Eau de Vichy n'a aucune action évidente. Chez certains glycosuriques usés, l'analyse chimique décèle, outre une énorme quantité de sucre, la présence d'un corps particulier que M. Mallat et moi avons déclaré être du sulfocyanure de potassium. Ce corps, qu'on disait être de l'acétone, est surtout abondant dans les urines des individus succombant au coma diabétique, mais on le rencontre néanmoins chez ceux dont l'état d'émaciation et de décrépitude est très avancé. Sa présence a donc constamment une signification grave, puisque c'est l'indice d'un commencement de cachexie.

L'acétone s'observe dans les urines normales et dans beaucoup d'urines pathologiques, provenant d'affections très diverses comme symptômes, et très éloignées entre elles comme siège. Ce n'est donc, le plus souvent, qu'une simple curiosité scientifique. Dans le diabète, ce corps n'est pas plus abondant que dans certaines formes de dyspepsies, et si plusieurs glycémiques comateux exhalent une odeur d'éther, on ne peut en conclure qu'il existe une relation de cause à effet, entre l'acétone que renferme leur économie et les troubles cérébraux qu'ils présentent. D'autre part, cette substance fait défaut dans beaucoup de cas de coma, sans que pour ce motif les accidents offrent une marche plus lente, ou une terminaison plus favorable. Quant au sulfocyanure, il ne manque jamais. Il est vrai que son taux n'est pas habituellement en raison directe des quantités de sucre révélées par l'analyse chimique. Néanmoins, cette présence aussi constante dans l'urine des gens atteints de coma diabétique a une valeur séméiotique indiscutable.

Jamais M. Mallat et moi nous avons vu ce sulfocyanure chez les diabétiques gras, lors même que leur affection remontât à une époque très reculée, tandis que chez les diabétiques maigres on le trouve souvent quand même la glycosurie est de date récente. Voici comment on s'assure de sa présence. En versant une ou deux gouttes de perchlorure de fer dans un tube contenant quelques centimètres cubes d'urine, il se produit, s'il y a du sulfocyanure de potassium, un précipité gris-blanchâtre qui disparaît si on ajoute un léger excès de perchlorure. Le liquide prend alors une belle coloration rouge-brun. Par ce procédé, on obtient dans les urines normales la première partie de cette réaction, mais jamais la seconde qui est caractéristique. En effet, si dans ce second cas on ajoute un léger excès de réactif le précipité se dissout entièrement, mais le liquide prend la coloration jaune du perchlorure.

Nous n'avons jamais vu, M. Mallat et moi, la cure de Vichy produire des résultats satisfaisants chez les diabétiques dont les urines contenaient du sulfocyanure. Les éliminations glycosiques, qui sont toujours dans ces cas excessives, ne subissent qu'un très léger abaissement quand elles n'augmentent pas, l'amaigrissement continue, la soif et la polyurie sont toujours considérables ; quant au sulfocyanure, sa présence est aussi accusée au départ qu'à l'arrivée. Jusqu'ici, aucune médication hydro-minérale ou autre n'a pu améliorer cette catégorie de diabétiques qui, généralement, succombent à bref délai.

IV. — Y a-t-il une formule thermale générale dans le diabète sucré ? Comme il n'y a pas trois individus qui présentent les mêmes phénomènes pathologiques, durant tout le cours de leur glycosurie, que souvent chez un malade déterminé les symptômes qu'il présente, changent d'une année à l'autre sans qu'il soit possible d'en saisir la cause, il est difficile d'assigner une règle thérapeutique applicable à tous les cas.

Dans les diabètes légers, l'usage de l'Eau de

Vichy en boisson, combinée au régime spécial, suffit le plus souvent pour répondre à toutes les indications. Ce sont les sources de la Grande-Grille et des Célestins qui sont conseillées de préférence ; quant aux doses, si elles ne doivent pas être excessives, ce qui pourrait provoquer des accidents, elles ne doivent pas non plus être trop faibles, parce qu'alors l'action médicamenteuse serait inefficace.

Dans les cas graves, conjointement à l'eau minérale en boisson, je prescris les douches froides, le massage ; ces quelques accessoires suffisent le plus souvent pour relever l'organisme et le rendre moins vulnérable, moins accessible aux agents extérieurs. On a discuté longtemps et on discute encore aujourd'hui, pour savoir si l'hydrothérapie est préférable au bain minéral, ou si, au contraire, elle doit lui céder le pas. Ce problème n'a pas de solution possible, à cause des complications nombreuses et variées qui se trouvent constamment dans le cours de la glycosurie confirmée. Parmi ces complications, il en est de fréquentes, comme les congestions du foie, la phtisie, les phlegmasies sous-cutanées, l'anthrax ; de rares, comme les névralgies, les gangrènes ; d'accidentelles, les plaies sont de ce nombre.

A quoi attribuer *Les Congestions du Foie* que l'on observe à chaque instant dans le cours du diabète ? Les causes en sont multiples ; cependant si le cœur est sain, si le sujet n'est ni paludique, ni saturnin, on doit accuser le régime auquel il est astreint. Dans une de ses dernières communications à l'Académie de Médecine, M. Lecorché n'hésita pas à imputer à l'abus des vins généreux, des liqueurs et de la bonne chair les engorgements du foie des glycosuriques. Cette opinion est entièrement conforme à la réalité des faits.

Afin de remédier à cet état, la première indication à remplir sera donc de prescrire un régime mixte où prédomineront les légumes et de supprimer les spiritueux. Cette modification dans la manière de vivre du malade sera tout à fait insuffisante, si en même temps on ne l'oblige pas à suivre un traitement alcalin.

Ici, plus que dans les autres catégories de congestion du foie, l'intervention thermale doit être active ; car, pour peu qu'on les néglige, elles amènent rapidement la cirrhose, soit atrophique, soit hypertrophique. J'ai remarqué, en outre que, tant que persiste l'engorgement, les déperditions glycosiques journalières sont élevées, malgré tout ce qu'on peut faire. Il semblerait qu'il entretient le mal diabétique et le rend réfractaire à toutes les médications.

Ces engorgements acquièrent parfois des dimensions énormes. J'ai vu, chez certains diabétiques, le foie dépasser de plusieurs travers de doigt les fausses côtes, déterminer de la gêne respiratoire et des désordres gastro-intestinaux inquiétants. Dans les cas de ce genre, c'est contre la congestion hépatique que je dirige tous mes efforts. Je prescris le lait, des végétaux, peu de viande, et de fortes doses d'eau minérale. Dans ces cas spéciaux, il ne faut pas craindre d'aller trop loin ; car si on veut obtenir un effet durable, il faut dépasser de beaucoup les doses habituelles. Les diabétiques supportent en général parfaitement les Eaux minérales, il faut profiter de cet heureux privilège.

Le bain minéral ne m'a jamais donné que des résultats négatifs ou incomplets ; je l'ai depuis longtemps abandonné. Je lui préfère de beaucoup la douche froide qui, lorsqu'elle est administrée par une main exercée, contribue puissamment à la rétrocession de l'organe. C'est dans les cas de ce genre que Fleury a enregistré ses plus beaux succès.

A plusieurs reprises déjà nous nous sommes expliqué sur l'opportunité et les indications du traitement thermal dans la *phthisie diabétique,* comme ce point de doctrine est encore fort controversé, il n'est pas superflu d'y revenir.

A la première période, il n'y a aucun doute à concevoir : l'emploi de la médication alcaline n'offre que des avantages. Enrayer la marche de la glycosurie, c'est arrêter en effet les progrès de la tuberculose, c'est favoriser sa régression, c'est reculer pour un long temps l'apparition de la période de ramollissement. Chez les diabétiques phymiques, les déperditions glycosiques sont le plus souvent énormes, la maigreur est très prononcée, la polyurie abondante. Tous ces symptômes étant combattus avantageusement par les alcalins, il n'est pas étonnant que la néoplasie pulmonaire rétrograde, ou tout au moins qu'elle subisse un temps d'arrêt. Les exemples de ce genre ne sont pas rares. Chez une malade de Raynaud, la cure de Vichy produisit des effets remarquables. A l'arrivée elle urinait soixante-seize grammes de sucre par litre, avait une soif extrêmement vive, était très amaigrie. Bien qu'elle n'eut qu'une toux insignifiante on constatait une sub-matité appréciable sous la clavicule droite, en arrière une obscurité du son dans la fosse sus-épineuse du même côté. A l'auscultation, quelques craquements étaient disséminés dans la même région. Rien à gauche. Après sa saison, la soif avait disparu, elle ne toussait plus, elle avait engraissé, le sucre était tombé à six grammes.

Il est incontestable que dans ce cas, les alcalins produisirent des effets surprenants, tant sur la glycosurie, qui tomba de soixante-seize grammes à six grammes, que sur la phymie. Il paraît même que cette amélioration se maintint et qu'une saison dans le Midi suffit pour dissiper les lésions pulmonaires qui restaient encore.

A la deuxième période, les chances de la médication alcaline diminuent. Il est vrai que l'appétit reprend, que l'embonpoint et les forces reviennent ; mais contrairement à ce qui se produit dans la première période, la tuberculose ne tarde pas à reparaître avec son cortège menaçant.

A la troisième période, le succès de la médication alcaline est encore plus douteux. Il est certain que durant la cure de Vichy, les lésions pulmonaires ne s'étendent pas, que les cavernes ne cherchent pas à s'agrandir ni à se multiplier ; je dirai même que les phénomènes généraux semblent s'atténuer. Quant aux autres phénomènes morbides qui appartiennent en propre à l'affection diabétique, tels que la soif, l'affaiblissement, la polyurie, les déperditions glycosiques, ils s'amoindrissent. Mais cette amélioration n'est, le plus souvent, qu'éphémère et la terminaison fatale est à redouter à bref délai.

Le Phlegmon et l'Angioleucite aigus sont des complications sérieuses et fréquentes du diabète. L'un et l'autre ont une tendance marquée à la suppuration ; leur durée est toujours fort longue. Constamment ils provoquent de la réaction fébrile.

Contrairement à ce qui se passe dans les autres états inflammatoires, les Eaux de Vichy provoquent une amélioration sensible dans un laps de temps relativement très court. La rougeur, le gonflement, la chaleur vont chaque jour en diminuant et au bout d'une ou deux semaines, les accidents aigus sont dissipés. C'est en particulier à la balnéation qu'il faut imputer ces guérisons rapides.

Voici comment je traite tous les phlegmons et angioleucites aigus des membres s'ils ne sont pas trop étendus. Concurremment avec l'Eau de Vichy à l'intérieur, j'emploie les grands bains minéraux soit locaux, soit généraux, selon les indications morbides. Il m'arrive parfois d'en ordonner deux par jour ; jusqu'ici je n'ai eu qu'à me louer de cette pratique. Si le phlegmon vient à s'abcéder, s'il y a déjà de la suppuration sur le trajet des lymphatiques, cette suppuration ne tarde pas à se tarir. Il se forme alors des bourgeons charnus et la cicatrisation s'opère rapidement. S'il n'y a pas encore de pus formé, la zone inflammatoire au lieu de s'étendre, se rétrécit chaque jour, et la phlegmasie marche très vite vers la résolution. Ce que je fais dans les phlegmons et les angioleucites, je le fais également dans les onyxis et les panaris, et toujours avec le même succès.

. Peu de glycosuriques échappent *au Furoncle et à l'Anthrax*. Mais si ces deux complications ont une fréquence à peu près égale, leur gravité n'est pas identique. Le furoncle est généralement bénin, quel que soit son nombre ; tandis que l'anthrax est généralement grave, lors même qu'il est solitaire. Cette gravité augmente s'il occupe une large surface, ou s'il siège dans certaines régions, la nuque par exemple.

Jusqu'à ces dernières années on ouvrait largement l'anthrax avec le bistouri ; on n'a pas toujours eu à se louer de ce procédé. Aujourd'hui on se sert communément du thermo-cautère et on panse la plaie par le procédé de Lister. Malgré cette précaution, on a encore des insuccès à déplorer. On n'évite pas toujours les hémorrhagies, les suppurations longues et abondantes, ainsi que les accidents nerveux qui en sont les conséquences immédiates.

Au début de ma pratique à Vichy, j'ai eu deux ou trois échecs malgré toutes les précautions que j'avais prises pour éviter la septicémie. Aussi j'ai abandonné à peu près l'intervention par le bistouri et le thermo-cautère, et je traite les furoncles et les anthrax comme les phlegmons et les angioleucites. Je prescris le régime et le traitement hydro-minéral dans toute sa rigueur en insistant, plus que de coutume, sur la balnéation.

Pour les anthrax, je ne tiens nul compte de la fièvre, je ne m'abstiens que si le malade est trop déprimé, a du délire, ou si l'anthrax siège à la nuque. Dans les intervalles des bains, je fais des larges applications de teinture d'iode, et il est rare que le succès se fasse attendre.

En ce qui concerne les furoncles, peu importe leur nombre et leur siège, ils ne résistent pas au traitement alcalin. Je n'en dirai pas davantage sur cette dernière complication.

Les accidents nerveux du diabète sont de diverse nature et n'ont pas toujours la même signification morbide. Il en est un certain nombre qui ne présentent que des rapports discrets avec cette affection ; nous ne nous en occuperons pas. On en rencontre d'autres, au contraire, qui sont en rela-

tion étroite avec la glycosurie, qui s'aggravent et
s'atténuent parrallèlement à elle. De tous ces troubles nerveux, LES NÉVRALGIES DIABÉTIQUES sont les
seuls qui méritent une mention particulière.

S'il y a déjà longtemps que les auteurs classiques ont cité chez les diabétiques les douleurs
fixes sur les trajets des nerfs, il n'y a que quelques années qu'on a signalé la relation entre la
névralgie et la maladie principale. Avant Worms
on se bornait à indiquer cet accident, sans faire
connaître les moyens propres à le combattre. De
telle sorte, que la névralgie diabétique n'avait pas
de valeur séméiologique, de caractères spéciaux
et définis ; elle ne paraissait se différencier en rien
des affections de ce genre survenant dans d'autres
états morbides. C'était un phénomène intercurrent qui n'avait aucune action bien manifeste sur
la marche ordinaire du diabète, et qu'à son tour la
glycosurie n'influençait en aucune façon soit en augmentant sa ténacité, soit en diminuant sa durée.
Comme conséquence, le traitement qu'on prescrivait était identique à celui qu'on dirigeait contre
les autres catégories de douleurs. On s'attaquait
au symptôme souffrance, et rien de plus.

Prétendre que toutes les névralgies se développant dans le cours du diabète sont d'origine gly-
cémique, ce serait de l'exagération ; mais nous
pensons qu'à côté des névralgies banales, qui sont
du reste les plus nombreuses, ici comme ailleurs,
il se déclare parfois chez certains glycosuriques

des douleurs paroxystiques à accès diurnes et noc-
turnes, souvent longs, toujours fréquents, qui suivent la direction des troncs nerveux, et dont on
ne peut saisir la cause, ailleurs que dans le diabète lui-même.

Dans la communication qu'il adressa, en 1881,
à l'Académie de Médecine, M. Worms cite deux
exemples typiques de cette variété morbide. Dans
le premier cas, il s'agit d'une névralgie symétrique suivant manifestement le trajet de la section
fémorale des sciatiques ; le sujet urinait chaque
jour en moyenne soixante grammes de sucre et
de l'urée en excès. Il avait de la polydipsie, mai-
grissait à vue d'œil, perdait ses forces ; sous l'influence d'une hygiène appropriée et d'un traitement rationnel, les douleurs cessèrent. Dans le
second cas, il s'agit d'un diabétique tuberculeux
qui fut pris subitement de douleurs intolérables
dans le maxillaire inférieur, siégeant des deux
côtés, et qui avaient le caractère clinique d'une
névralgie des nerfs dentaires inférieurs ; elle était
en outre symétrique. Les dents étaient en bon état
et ne pouvaient être la cause de ce phénomène. A
l'examen des urines on constata vingt-cinq grammes de sucre par litre. Ce malade ayant été mis
sur le champ au régime classique, on eut la satis-
faction de voir la névralgie disparaître en trois
jours, en même temps que la glycose tombait à
dix grammes par litre.

En rapprochant l'une de l'autre ces deux obser-

vations, M. Worms tira les conclusions suivantes :
1º il existe une forme spéciale de névralgie
propre au diabète, qui présente ce caractère de
siéger symétriquement dans les mêmes branches
nerveuses ; 2º la névralgie diabétique paraît dépasser en douleur les autres névralgies ; 3º elle ne
cède pas au traitement habituel des névralgies,
mais elle s'aggrave et s'atténue parallèlement à la
glycosurie.

J'ai vu trois cas de névralgie diabétique, et la
marche qu'elle suivit dans chacun d'eux ne diffère
pas sensiblement de celle signalée par M. Worms.
L'amélioration concordait constamment avec la
diminution du sucre ; mais dès que, sous une influence quelconque, la glycosurie augmentait, la
névralgie revenait. Mes trois malades observaient
un traitement thermal à peu près identique : eau
de la Grande-Grille à l'intérieur, douches à 38º,
douches de vapeur. En même temps ils étaient as-
treints à un régime rigoureux. Le succès ne se fit
pas attendre ; en très peu de temps le sucre diminua dans des proportions considérables, et les
douleurs s'amendèrent. Cependant chez l'un d'entre eux il y eu une légère recrudescence de la névralgie sous l'influence d'une douche froide administrée par inadvertance ou sur les désirs formels
du malade.

La névralgie diabétique est rare. Il en existe à
peine trente cas dans la science, et si sa pathogénie est encore fort obscure, il n'en est pas de

même de son traitement. Les eaux de Vichy, à l'intérieur, jouent presque le rôle de spécifique, c'est un fait certain ; quant au bain minéral, il exaspère les douleurs ; on lui préférera les douches de vapeur ou les douches chaudes. Aucune autre médication ne sera nécessaire pour faire disparaître les souffrances.

L'efficacité des alcalins est non moins manifeste dans la *gangrène diabétique*. Il y a quelques années, M. Sénac soigna à Vichy une malade de trente et un ans, qui était affligée de gangrène symétrique des extrémités supérieures, à l'exception des pouces. Elle urinait 76 grammes de sucre par litre, était amaigrie considérablement et très affaiblie. On joignit au traitement thermal des pratiques hydrothérapiques. Sous cette double influence, la séparation des parties gangrenées se fit très rapidement ; les phalanges mortifiées se détachèrent successivement, et la cicatrisation s'effectua à mesure sous les eschares, si bien que trois mois après la malade était méconnaissable, ayant repris sa fraîcheur et son embonpoint habituels.

En juillet 1879, un homme jeune encore se présenta à moi avec une glycosurie des plus intenses. Il urinait, en effet, 192 grammes de sucre par jour, et se plaignait d'une soif des plus cruelles. Il portait au talon gauche deux plaques noirâtres, larges chacune comme une pièce de 20 centimes, et entamant la peau dans son entier. Le gros orteil, du

même côté, était en outre le siège d'un onyxis des
mieux caractérisés, l'ongle était soulevé par le
pus, les téguments étaient rouges et douloureux.
Enfin, à la face interne de la jambe gauche, se
trouvait une pustule d'ecthyma de la dimension
d'une pièce d'un franc.

Pendant son séjour à Vichy, ce malade prit
chaque jour un bain minéral d'une heure et un pé-
diluve de vingt minutes, il but à la Grande-Grille
et aux Célestins et suivit son régime un peu plus
rigoureusement qu'on ne fait d'ordinaire. Lorsqu'il
quitta Vichy, l'onyxis ne suppurait plus, le gonflement et la rougeur de l'orteil avaient disparu ;
les plaques gangréneuses du talon s'étaient déta-
chées, laissant au-dessous d'elles une petite perte
de substance qui marchait vers la cicatrisation.
Tous les symptômes généraux s'étaient également
amendés, et il n'urinait plus que 46 grammes de
sucre dans les vingt-quatre heures.

Six semaines après son départ, il m'écrivit
qu'il n'avait plus aucune trace des accidents qui
l'avaient amené à Vichy.

Les faits de ce genre, que je pourrais multiplier en compulsant mes notes et en rassemblant
mes souvenirs, sont une juste réponse aux allégations de M. Musset, concernant le traitement du
diabète par l'eau de Vichy. Pour ce qui est des
alcalins, dit-il, j'avoue que ma foi n'est pas bien
grande, surtout quand la gangrène complique le
diabète. S'il m'était permis, par deux cas que j'ai

observés, de régler ma ligne de conduite à cet égard, je n'hésiterais pas à rejeter ce mode de traitement, car dans les deux cas, j'ai vu la gangrène s'accroître à mesure que les liquides de l'économie s'imprégnaient davantage des effets chimiques que j'avais voulu produire. Est-ce aux alcalins ou aux dispositions organiques des malades, qu'il faut rattacher cette aggravation soudaine, désastreuse, des symptômes ? M. Durand-Fardel s'élève, à juste titre, contre l'opinion précédente. Il ne pense pas que cette aggravation de la maladie à Vichy puisse être attribuée à la médication alcaline ; toutefois, il croit que les bains minéraux pris dans ces cas n'ont pu qu'augmenter la phlegmasie locale. Aussi, de peur d'assister à de semblables accidents, en rejette-t-il l'emploi dans tous les faits de ce genre.

C'est une crainte chimérique.

Le bain alcalin tiède est, au contraire, absolument indiqué dans la gangrène diabétique. D'un côté, il modifie l'économie, en y introduisant des principes salutaires ; d'autre part, par ses propriétés stimulantes, il facilite la chute des eschares, règle la suppuration et favorise la cicatrisation de la plaie. Dans certains cas, il a une action si puissante, qu'il se produit de la rougeur et de la chaleur au pourtour de la solution de continuité, et même des élancements douloureux. Tous ces phénomènes n'ont rien d'inquiétant, car le plus souvent ils coïncident avec la formation

de bourgeons charnus de bonne nature. Le caractère de toutes les plaies diabétiques étant de
manquer de stimulus, le bain alcalin fait œuvre
utile en remédiant à cette tendance.

Les cas de gangrène diabétique que l'on peut et
doit combattre par les eaux de Vichy, sont restreints. Quand le sphacèle n'est pas limité, qu'il
a de la tendance à s'étendre, qu'il s'accompagne
d'accidents généraux graves, toute intervention
thermale est inutile, je dirai presque que tout
traitement est condamné à échouer. On réservera
donc l'emploi des alcalins intus et extra aux cas
où la lésion sera nettement circonscrite.

Les *plaies diabétiques* n'ont pas de tendance à
se cicatriser, et plus que toutes les autres solutions de continuité exposent aux hémorrhagies,
aux suppurations de longue durée, aux fistules.
Elles font le désespoir des chirurgiens, qui ne
peuvent se servir du bistouri pour les agrandir,
sans provoquer des accidents de la plus haute
gravité.

Qu'elles soient superficielles ou profondes, qu'elles aient été produites par un instrument tranchant, aigu ou contondant, elles résistent avec
opiniâtreté à tous les pansements ordinaires des
plaies. On a beau remplacer l'acide phénique par
le bi-iodure de mercure, l'acide borique par l'iodo-
forme, il n'y a pas d'amélioration sensible tant
que le malade n'est pas assujetti au régime et

au traitement alcalin. On peut donc dire que c'est le traitement général qui joue le rôle prépondérant, et que le topique, quel qu'il soit, n'est qu'un accessoire nullement indispensable.

La longue durée des plaies diabétiques accidentelles, leur tendance à l'ulcération, ont fait souvent reconnaître une glycosurie, ignorée jusqu'alors. D'autre part, le peu de réaction fébrile à laquelle elles donnent lieu, les ont un peu trop fait négliger ; on temporise, et pendant ce temps la plaie s'agrandit.

Le bain alcalin est, à mon avis, le meilleur topique de cette catégorie de solutions de continuité ; aussi je n'hésite pas à le recommander toutes les fois que le besoin s'en fait sentir, concurremment avec l'eau de Vichy en boisson. Jusqu'ici, je n'ai eu qu'à m'en féliciter ; très rapidement la plaie se déterge, revêt un meilleur aspect et marche vers la cicatrisation.

L'action bienfaisante de la cure de Vichy dans le diabète ne persiste pas toujours après le départ du malade. Au bout de quelques mois, la soif et la sécheresse de la bouche reviennent, le sucre reparaît s'il avait disparu, augmente s'il avait diminué. Si on veut maintenir les effets primitifs de la cure et éviter le retour des désordres dont on a été témoin, il faut prescrire l'usage à domicile des eaux de Vichy. En procédant de la sorte, on arrive à maintenir les déperditions glycosi-

ques à un chiffre peu élevé, on prévient le retour
de l'amaigrissement et de l'affaiblissement.

Ce serait de la prétention de croire qu'une ou
plusieurs saisons de Vichy, de vingt à trente
jours chacune, que quelques caisses d'eau minérale suffisent pour combattre le diabète. Le traitement de cette affection doit durer toute la vie ;
tenant, en effet, à une disposition particulière de
l'organisme, il est peu probable qu'on arrive un
jour à la guérir d'une façon radicale.

VI

GOUTTE

Dans ses lettres médicales, M. Durand-Fardel définit ainsi la goutte : « c'est une maladie caractérisée physiologiquement par une anomalie dans l'oxydation des principes azotés contenus dans le sang, et par le dépôt d'urate de soude sur les surfaces articulaires et à l'entour des articulations, et dans quelques autres points de l'économie ; pathologiquement, par des fluxions inflammatoires occupant surtout les petites articulations, très particulièrement celles du pied et tout spécialement celles du gros orteil, fluxions qui se reproduisent à des intervalles plus ou moins rapprochés, et qui, quelles que soient leur intensité et leur durée, ne laissent guère d'autres produits pathologiques que des dépôts d'urate de soude. » Exacte en tout point, cette définition ne pêche que par sa longueur ; mais elle répond assez clairement à toutes les idées que l'on peut se faire de la goutte. Malgré ce petit desideratum, elle mérite d'être conservée.

L'acide urique est la substance morbigène de la

goutte. A l'état normal, on en trouve des traces dans le sang, mais ce sont des quantités impondérables ; tandis que dans le sang du podagre l'analyse chimique en signale des quantités très appréciables, variables suivant les individus, mais toujours notables. D'où provient cet acide urique excédant ? Pour les uns, il y a superproduction ; pour d'autres, la production n'est pas sensiblement accrue, mais il y a oxydation incomplète des matières azotées contenues dans le sang, enfin pour quelques-uns la production de l'acide urique et la combustion sont normales, mais son élimination par le rein s'exécute mal, d'où son accumulation dans les liquides de l'économie et notamment dans le sang.

Les deux premières théories pourront longtemps encore trouver des défenseurs autorisés, parce que physiologiquement elles sont impossibles à démontrer ; quant à la troisième, l'anatomie pathologique, en a eu aisément raison, malgré le talent de son inventeur. On supposait, en effet, que les reins du goutteux étaient imperméables et permettaient ainsi l'accumulation de l'acide urique dans le sang ; or, on a prouvé que cette imperméabilité n'existait pas d'une façon constante, soit pendant, soit en dehors de l'accès.

Si les lois qui régissent l'uricémie goutteuse péchent par la netteté et la précision, celles que l'on invoque pour expliquer l'accès de goutte sont un peu mieux connues. A l'approche de l'attaque, l'acide urique augmente dans le sang, il diminue quand l'accès est déclaré, et il reparaît une fois qu'il est terminé. Si on examine les urines, on constate que l'acide urique est au-dessous de la normale au moment de l'apparition de l'accès, et à la défervescence son taux s'élève. L'attaque produit très exactement l'effet d'une machine électrique. Lorsque l'économie est surchargée de fluide, il y a choc, et le contenu se déverse dans toutes les parties de l'organisme, et spécialement dans les jointures. On comprend très bien qu'une fois l'accès fini il n'y ait plus d'acide urique dans le sang, et que pendant toute sa durée il diminue chaque jour.

La goutte est la maladie de toutes les époques et de tous les pays, parce que toutes les nations ont aimé à jouir de la vie plantureuse et oisive. Rome, au moment de sa splendeur, regorgeait de goutteux, car alors les repas étaient longs et exquis; aujourd'hui que l'existence y est plus modeste, leur nombre a notablement décru. Dans l'antique Athènes, la goutte n'était pas plus rare que dans la Rome des César et des Auguste, toujours pour les mêmes motifs. Actuellement elle est très fréquente en Angleterre, surtout à Londres, à cause du régime presque exclusivement animalisé auquel s'astreignent nos voisins d'outre-Manche. En France, elle est assez commune, principalement dans les grands centres. Dans les campagnes elle commence à y pénétrer, à cause de

l'oisiveté physique qui s'y est introduite. L'ou-
vrier est peu exposé à la podagre, ce qui indique
que l'abus des boissons spiritueuses est sans influence sur la production de l'uricémie. Parmi les
professions sociales qui fournissent le plus de goutteux, nous trouvons les notaires et les curés.

Tous les âges paient leur tribut à cette affection. Cependant la goutte acquise n'apparaît
guère que vers quarante ou quarante-cinq ans,
tandis que la goutte héréditaire se montre habituellement vers la vingtième année. Cette circonstance étiologique est importante à connaître, à
cause du pronostic qui est essentiellement diffé-
rent dans les deux cas : la première variété re-
vêtant habituellement un caractère plus bénin
que la seconde.

Les formes de la goutte sont nombreuses. Chacune d'elles a son cachet spécial, et des symptômes
qui lui sont propres. Tous ces groupes morbides,
qu'il est bon de connaître, parce qu'ils donnent
lieu parfois à des indications particulières, n'ont
pas en hydriatrie une importance capitale. Nous
nous occuperons donc principalement des formes
aiguë et chronique de la goutte, et des complications ordinaires qu'elles engendrent.

Lorsque la goutte se manifeste par des fluxions
aiguës dans les jointures, surtout dans les petites,
que ces fluxions caractérisées par de la rougeur,
de la chaleur et du gonflement, se renouvellent à
intervalles plus ou moins éloignés, et qu'après

leur disparition il n'y a pas d'incapacité physique, on a affaire à la forme aiguë, classique. Quand les fluxions sont plus fréquentes et plus longues, mais moins fortes, qu'elles laissent à leur suite de la raideur articulaire, du gonflement, des tophus ; si les articulations sont déformées, si les membres prennent une attitude vicieuse, si la locomotion et la préhension sont difficiles, on a la forme chronique. Cette seconde espèce de podagre succède souvent à la première ; elle apparaît surtout lorsque le traitement et le régime diététique ont été mal conçus et mal compris, ou lorsqu'on a affaire à des malades débiles, lymphatiques, enclins à la paresse. Mais souvent aussi elle débute d'emblée, ayant cela de commun avec plusieurs autres dyscrasies constitutionnelles, et notamment avec le rhumatisme chronique.

Quelles que soient les idées qu'on se fasse de la goutte, c'est contre la présence en excès dans le sang de l'acide urique que doivent être dirigés tous les efforts de la thérapeutique, soit pour en prévenir l'hypergénèse, soit pour en favoriser la combustion ou l'élimination.

Petit, frappé de l'analogie qui existe entre la goutte et la gravelle, convaincu que c'est un principe acide qui est la cause déterminante de la goutte, regardait l'usage des boissons alcalines comme le moyen le plus rationnel à employer pour neutraliser cet élément. Mais l'acide urique n'étant pas pour lui le seul principe de la goutte, il préconisait la médication alcaline pour neutraliser également les acides phosphorique et sulfurique qui se trouvaient dans l'économie. Persuadé que par la neutralisation de ces trois acides il arriverait à guérir la goutte, tous ses efforts se concentrèrent sur ces points. Il pensait qu'en prenant chaque jour des boissons alcalines pendant toute la vie, à la dose d'un litre, on parviendrait non seulement à atténuer les accès, mais encore à les supprimer sans retour ; à vrai dire il ajoutait un correctif qui n'est pas sans valeur. Malgré des cas heureux, dit-il, je ne suis pas encore parfaitement convaincu que l'on peut arriver à une guérison radicale ; je crois que le malade, après avoir été pendant un certain nombre d'années sans ressentir d'accès, s'expose à les voir reparaître à la première occasion, sous l'influence de quelque cause déterminante, s'il néglige la médication alcaline, et si non seulement il ne sait pas éviter les écarts de régime, mais s'il ne continue pas toujours à observer une grande sobriété.

En somme, pour Petit, le bicarbonate de soude était le médicament spécifique de la goutte, à condition d'être continué toute l'existence et tous les jours ; c'était un spécifique d'une nature particulière, n'ayant pas d'action éloignée, n'empêchant pas le retour des accès dès qu'il était discontinué. Bien que ce praticien se soit trop appuyé sur la chimie pour formuler le traitement de la goutte, malgré les erreurs qu'il a commises, c'est

incontestablement à lui que l'on doit le traitement
de la goutte par les alcalins et notamment par les
eaux de Vichy. Avant Petit, les uns, suivant en
cela les préceptes de Sydenham, s'en rapportaient
aux forces médicatrices de la nature ; les autres,
au contraire, observaient les conseils de Lafon-
taine : goutte tracassée est à moitié pansée.

Son premier mémoire sur la nature et le traitement de la goutte date de 1835. Il souleva dans
le monde savant une véritable tempête, si bien que
les goutteux qui commençaient à affluer à Vichy
furent effrayés des prédictions sinistres qu'on leur
faisait chaque jour sur les suites probables du
traitement auquels ils étaient soumis.

A cette époque, Vichy ne comptait guère que
deux médecins hydrologues : Prunelle et Petit.
L'animosité qui régnait entre eux est connue de
tout le monde ; elle se faisait jour dans les moindres détails de la vie, et dans la cure des maladies
chroniques elle revêtait un caractère d'acuité
allant jusqu'à l'injustice. Dès que Prunelle connut
le mémoire de Petit, son traitement de la goutte,
le degré de curabilité de cette affection par les
eaux de Vichy, il se mit de suite en campagne, se
posant en adversaire résolu de sa méthode.

Frappés des dissidences qui s'étaient élevées
entre ces deux hommes, les malades s'empressèrent d'écrire au ministre pour demander que
l'Académie se prononçât sur la valeur de la médication de Vichy dans le traitement de la goutte.

Sur le champ l'Académie ouvrit une enquête et
nomma, à cet effet, une commission de trois
membres : Delens, Gueneau de Mussy et Patissier. Comme les commissaires étaient fort embar-
rassés pour juger les faits que Petit avait consi-
gnés dans son mémoire, et pour faire un rapport
consciencieux sans avoir sous les yeux les malades
qui avaient été soignés par lui, il leur communi-
qua gracieusement les adresses de ses clients, de
façon à ce qu'ils pussent leur écrire directement,
sans son intermédiaire. Pour les malades qui habi-
taient la province ou l'étranger, on leur transmet-
tait un questionnaire avec invitation d'y répondre.
Quant aux goutteux qui résidaient à Paris, la
commission fut mise en relation avec eux ; de
cette manière, elle put asseoir son jugement sur
des données précises. On écrivit également à Prunelle, le priant de faire parvenir au secrétariat de
l'Académie les documents et observations qu'il
avait recueillis. Trois lettres restèrent sans réponse. Néanmoins, Prunelle, qui n'avait rien de
sérieux à opposer aux allégations de son confrère,
n'en écrivait pas moins dans les journaux que les
eaux de Vichy font diparaître la goutte articulaire
par un effet métasyncritique, et nullement par
leur action spécifique ; en d'autres termes, que la
disparition de la goutte articulaire est suivie fatalement de congestions vers le cerveau ou de tous
autres accidents.

Le questionnaire qui fut adressé aux malades, comprenait les demandes suivantes :

1º La goutte dont vous êtes atteint a-t-elle été atténuée par les eaux de Vichy que vous avez prises ? Sous leur influence, les accès ont-ils été moins fréquents, moins longs et moins douloureux ? Ou bien ont-ils cessé complétement ?

2º En cas de cessation de la goutte, avez-vous éprouvé quelque congestion vers le cerveau, ou tout autre accident ?

3º Avez-vous suivi exactement le régime prescrit par M. Petit, et surtout avez-vous fait un usage fréquent des boissons alcalines ?

Quatre-vingts malades répondirent à l'appel de la commission et consignèrent leurs appréciations. Ces quatre-vingts malades comprenaient soixante-dix-huit hommes et deux femmes ; il y avait quarante-six cas de goutte acquise, trente-quatre cas de goutte héréditaire et vingt cas de gravelle coexistant avec la goutte. Sur ces quatre-vingts faits, dix-neuf fois la goutte ne s'était pas renouvelée au moins depuis deux ans, après l'emploi de l'eau de Vichy et des boissons alcalines ; cinquante et une fois l'emploi successif des eaux de Vichy et des boissons alcalines rendit les accès de goutte moins fréquents, moins longs et moins douloureux ; enfin dans dix cas les eaux de Vichy furent ou parurent nuisibles.

Sur ces quatre-vingts malades, il n'y avait que deux exemples de déplacement de la goutte. L'un

10

mourut d'une attaque d'apoplexie et l'autre de pneumonie.

La commission fit remarquer que ces accidents cérébraux et pulmonaires, qui ne sont pas rares dans la pratique courante, étaient tout à fait indépendants de l'usage des eaux de Vichy, puisque chez ces deux individus le traitement alcalin n'avait pas fait disparaître la goutte à laquelle ils étaient en proie quelques jours avant leur décès.

Elle ajouta que celui qui succomba dans une attaque d'apoplexie avait eu des accès analogues avant d'avoir recours aux eaux de Vichy. Quant à l'effet métasyncritique signalé par Prunelle, il ne fut même pas discuté. Enfin on conclut :

1° Que les eaux de Vichy prises à la source, soit en boisson, à dose convenable, soit sous forme de bains, sont sans inconvénient dans le traitement de la goutte articulaire, que loin de nuire elles atténuent presque constamment cette affection, en rendant les accès moins fréquents, moins longs et moins douloureux, et peuvent même prévenir leur retour, si après la saison des eaux les malades restent sobres et font un usage presque habituel des boissons alcalines ?

2° Que ces eaux, toutefois, ne réussissent pas aussi complètement ni avec la même promptitude chez tous les goutteux ; qu'il est même des cas — objet de recherches ultérieures — plus ou moins rebelles à leur action salutaire ;

3° Qu'il résulte des observations recueillies jusqu'à présent, et de l'enquête faite avec soin par la commission de l'Académie, que les eaux de Vichy ne produisent aucun accident grave, lorsque les malades n'en abusent pas et qu'elles sont administrées avec prudence ; la disparition de la goutte articulaire étant sans danger quand elle survient sous l'influence du traitement alcalin, et la plupart des goutteux éprouvant même une amélioration sensible dans l'état général de leur santé ;

4° Enfin que sur la question de savoir, si comme semblent du reste l'indiquer l'analogie et le raisonnement, les eaux de Vichy présentent, dans d'autres espèces de goutte, le même avantage que dans la goutte dite articulaire, l'Académie, faute d'un nombre suffisant de faits, doit s'abstenir de prononcer.

Ces conclusions ayant été discutées, l'Académie, sur la proposition de Bouillaud, les modifia ainsi qu'il suit :

« Les faits, quelque importants qu'ils nous paraissent, ne suffisent pas pour décider une question si difficile et si compliquée ; mais tels qu'ils sont, ils permettent du moins d'établir que les eaux de Vichy ont été jusqu'ici plutôt utiles que nuisibles. »

C'est en 1839 que ce rapport fut adopté, et on peut dire que c'est à dater de cette époque que le traitement de la goutte par les eaux de Vichy devint une vérité. C'est donc à Petit, à son talent d'observateur, à sa confiance dans les faits qu'il

avait observés, que nos Eaux doivent en partie
leur réputation curative dans la podagre. Certes,
sa méthode n'est pas exempte de critique, mais
c'est un outil à perfectionner et non à délaisser.

Examinons maintenant comment et dans quelles
limites la cure alcaline doit être appliquée.

D'après le rapport de Patissier, dont nous venons de parler, la goutte est héréditaire quarante-
trois fois sur cent ; toutes les statistiques fournies
depuis lors n'ont fait que confirmer cette assertion.
On reconnaîtra le caractère héréditaire de la
goutte aux antécédents d'abord, à la nature et à
la quantité des sédiments urinaires, à des troubles gastro-intestinaux et à des douleurs musculaires vagues. Or, si on a affaire à un enfant
d'origine suspecte, présentant la plupart des phénomènes morbides que nous venons d'esquisser,
le premier devoir du médecin sera de prévenir
la famille, qu'à l'âge de la puberté la goutte est
à redouter. Tant que le premier accès n'est pas
survenu, on peut, à l'aide d'un régime sévère,
les exercices du corps, l'hydrothérapie et les alcalins surtout, remédier à une prédisposition na-
tive. Dans ce cas, la médication sera très réservée, on prescrira des doses faibles d'eau minérale,
et on insistera sur les douches, qui dans la période
prémonitoire de la goutte donnent des résultats
surprenants.

Qu'on ait affaire à la forme innée ou acquise,
lorsque le premier accès de goutte est apparu, on

ne pourra guère, quoi qu'on fasse, éviter le second. La maladie a élu domicile dans l'économie, on ne peut plus la congédier, mais il est possible d'amoindrir les accès et de reculer leur apparition. C'est à cette période que la thérapeutique thermale exige le plus de délicatesse et d'habileté, car si la médication est trop active, il est à craindre des souffrances prochaines ; d'autre part, si on abandonne le goutteux à son sort, si on préconise l'expectation, on le conduit paisiblement à la goutte chronique.

Le traitement, par les Eaux de Vichy, de la goutte aiguë régulière, ne doit jamais s'effectuer que dans la période intercalaire, à une époque aussi éloignée que possible des accès passés. La source des Célestins a joui longtemps d'une espèce de spécificité contre la podagre ; aujourd'hui elle est à peu près délaissée. Cette vogue n'était pas toujours justifiée, mais l'abandon qui la frappe aujourd'hui est tout aussi inexplicable. Ses partisans lui attribuent des cures merveilleuses, ses détracteurs des échecs sans nombre et également surprenants. De part et d'autre, il y a de l'exagération. Quoi qu'il en soit, il me paraît certain qu'elle nettoie mieux que ses voisines les voies urinaires, qu'elle les débarrasse plus complètement des sédiments qu'elles renferment : et à ce titre, je ne crains pas de la prescrire, concurremment avec les eaux chaudes. D'une façon gé-

nérale, je conseille de boire le matin à la Grande-
Grille ou à l'Hôpital, et le soir aux Célestins.

Quant au bain, son utilité est discutée. Petit en
prescrivait jusqu'à deux par jour, pour répondre
aux besoins de sa théorie alcalisatrice ; M. Jaccoud le déconseille ; M. Durand-Fardel ne croit
pas qu'on doive le proscrire d'une façon dogma-
tique ; M. Bouchard insiste sur les bains salés,
les bains d'air sec, les bains résineux, et il con-
damne l'hydrothérapie. D'après lui, l'eau froide
réussit mieux dans la période prémonitoire de la
goutte que quand elle est déclarée.

En ce qui concerne l'hydrothérapie, je suis entièrement de son avis ; mais pour la balnéation,
je crois que sous quelque forme qu'on la prescrive,
on éprouvera des déceptions. J'ai vu beaucoup de
goutteux ne pouvoir supporter l'immersion, quelle
que fût la nature du liquide employé. A Vichy, il
est bien rare qu'un goutteux qui prend des bains
d'une façon suivie, parcoure toute sa saison sans
ressentir des effets fâcheux, se traduisant soit sous
forme de douleur vague, soit sous forme de douleur
fixe. Je ne pense pas qu'il faille rendre responsa-
bles de ce mécompte les principes minéralisateurs
contenus dans nos sources, c'est le bain lui-même
qui me paraît être le grand et le seul coupable. Le
traitement thermal de la goutte aiguë régulière
devra donc consister uniquement en boisson.

Lorsqu'un accès est imminent, toute intervention thermale est intempestive. Quoi qu'on fasse,

on n'empêchera pas l'accès de se produire, on n'arrivera pas à le retarder, car le travail de dépuration est déjà commencé. On ne parviendra point à diminuer ni la longueur, ni l'intensité des souffrances, car l'action thérapeutique des eaux n'est pas assez rapide pour cela. Petit n'était pas arrêté par ces considérations ; il poursuivait la cure quand même. Nous ne sommes pas de son avis. Lorsque chez un malade on constatera de l'anorexie, une langue sale, un peu de fièvre, de l'agitation, un malaise général, il faudra suspendre la cure, car le lendemain l'accès sera déclaré.

Si, à son approche, l'intervention hydriatique peut être discutée, il n'en est pas de même lorsqu'il est déclaré. Tout le monde est d'accord aujourd'hui pour attendre sa fin avant de recommencer la cure. Petit cependant persévérait, quand même les douleurs étaient à leur *summum* d'acuité, et que la fièvre était vive, pourvu qu'il n'y eût pas d'inflammation ailleurs que dans les articulations, et que tous les organes essentiels à la vie, tels que ceux de la poitrine et de l'abdomen, fussent sains.

Souvent je me suis demandé pourquoi il insistait tant sur la continuation de la cure au milieu des cris et de la fièvre, mais jamais je n'ai pu deviner les motifs qui le guidaient en cette circonstance, car ce procédé thérapeutique était absolument opposé à toutes les idées qu'il se faisait de la nature et du traitement de la podagre. Puisqu'il cherchait à détruire les principes acides qui se trouvaient en excès dans l'organisme, il choisissait un moment tout à fait inopportun, le sang en contenant des quantités beaucoup moins grandes pendant l'accès qu'avant son apparition.

Durant un accès de goutte, les avantages de la médication thermale sont nuls, car elle ne peut ni en diminuer la violence, ni en raccourcir la durée.

Par contre, les dangers auxquels les malades sont exposés sont grands. Dans les cas les plus favorables, la durée habituelle de la crise est dépassée ; mais dans d'autres il se produit des métastases sur le tube digestif, le cœur et le cerveau pouvant inspirer de sérieuses inquiétudes.

Dans les attaques de goutte aiguë, beaucoup de cliniciens prêchent l'abstention. C'est trop peu. Certes, il est des médicaments, surtout des spécialités, dont il faut se garder soigneusement, mais il en est d'autres qui ne peuvent qu'être salutaires. On entourera d'ouate les membres atteints, sans tenir compte ni du nombre ni de l'intensité des fluxions : on prescrira le repos. On évitera les révulsifs cutanés, les antiphlogistiques, parce qu'ils pourraient provoquer la rétrocession de la goutte ; et si les douleurs sont trop vives, on administrera le salicylate de soude. Ce sel produit ici des effets moins satisfaisants que dans le rhumatisme articulaire aigu, l'antypirine paraît mieux réussir. Si vers le cinquième ou sixième jour aucune amélioration ne se produit, on s'adressera au colchique.

C'est encore la préparation qui compte les plus
beaux succès et qui jouit de l'innocuité la moins
contestable.

Doit-on recommencer le traitement thermal dès
que l'accès de goutte est à son déclin? Petit était
moins hardi à ce moment que quand le malade
était menacé d'un accès, ou même qu'il en était
atteint. Le moment, dit-il, où il faut agir avec le
plus de prudence, c'est au déclin de l'accès si
l'on ne veut pas en voir un autre se reproduire et
prolonger ainsi l'accès de goutte. Il ne faut pas
alors revenir trop promptement à un traitement
actif, et surtout il faut éviter de faire reprendre
trop tôt des bains au malade.

Avant de reprendre la cure, je crois prudent
d'attendre que les accidents fluxionnaires soient
entièrement dissipés, que la fièvre soit éteinte,
que les jointures puissent agir librement, en un
mot il faut que le malade soit guéri et non conva-
lescent. La cure de Vichy est un élément essentiellement provocateur, qui ne manquerait pas, si
les organes n'étaient pas revenus à leur état normal, de rappeler les phénomènes morbides tant
généraux que locaux. Pour avoir cédé aux désirs
des malades, j'ai assisté, à maintes reprises, à
ces retours offensifs, et j'ai toujours remarqué que
le second accès était moins violent que le précédent, mais plus long. Lorsqu'on se contente seulement du traitement interne, ces récidives à bref

délai sont moins communes que si l'on emploie,
en même temps, les douches et surtout les bains.

Que la goutte soit chronique d'emblée, ou qu'elle
que soit la conséquence d'une goutte aiguë, régulière, le traitement thermal peut encore procurer
des avantages sérïeux au malade. Dans ce cas, il
ne s'agit plus, comme précédemment, d'éloigner
les accès, de les affaiblir ou même de les supprimer; l'individu qui est atteint de goutte chronique ne s'en plaint plus. Il souffre constamment —
il est vrai que ses souffrances sont plus tolérables,
— mais il ne peut marcher qu'à l'aide d'une canne
et en se traînant, ses jointures œdématiées, à demi-
ankylosées, n'étant susceptibles que de mouvements fort limités. Ce gonflement œdémateux, ces
ankyloses se remarquent surtout dans les membres
inférieurs et s'accompagnent de déformations bizarres, d'atrophies musculaires, de contractures.
Les tophus sont l'apanage de la goutte chronique.
Ils sont composés d'urate de soude et s'observent
partout, jusque sur le rebord externe de l'oreille.
Généralement ces concrétions se développent sur
les petites jointures, entretenant parfois autour
d'elles de la douleur et de l'irritation. Habituellement d'un petit volume, elles acquièrent parfois
des dimensions imposantes, soit par l'arrivée suc-
cessive de nouvelles masses uratiques, soit par
l'adjonction et la réunion de plusieurs tophus.

Le traitement thermal de la goutte chronique
diffère notablement de celui de la goutte aiguë.

On n'a plus à craindre, comme dans cette dernière
variété, le retour des accès ; on peut donc, sans
hésitation, prescrire des doses élevées d'eau minérale si l'état des voies digestives le permet.
Bien qu'on n'ait pas à redouter l'apparition d'un
accès, le bain devra être mis à l'écart d'une façon
générale, parce qu'il augmente l'œdème péri-articulaire et accentue les souffrances locales, ce qui
gêne de plus en plus la locomotion. Les douches
chaudes ou mieux encore les tempérées, de quatre
ou cinq minutes de durée, constituent le meilleur
adjuvant du traitement thermal. D'ordinaire elles
sont parfaitement supportées, surtout les tempérées, et atténuent plutôt qu'elles accroissent les
souffrances. Elles ont, de plus, le précieux avantage de diminuer l'œdème, d'assouplir les jointures,
d'amender la contracture. Je dois avouer, cependant, que ce moyen est le plus souvent insuffisant
pour remédier à ces accidents ; concurremment,
je conseille le massage et l'électricité.

Lorsqu'il est exécuté par une main exercée, le
massage rend de précieux services dans l'ankylose
goutteuse et l'œdème péri-articulaire. Les premiers jours il est un peu douloureux pendant et
après l'opération, mais au bout de trois ou quatre
séances le malade y est habitué. Très vite alors
les jointures reprennent en partie l'usage de leurs
mouvements, et l'œdème s'affaisse. Assurément,
chez les goutteux invétérés, on ne doit pas compter sur une guérison radicale de l'ankylose ; jamais

l'articulation ne recouvrera la liberté complète de ses mouvements, jamais le membre ne reprendra sa forme et sa direction normales. Mais au moyen du massage, on parviendra toujours à corriger les difformités résultant de l'ankylose, et à assurer un certain degré de mobilité là où il n'y avait que de la raideur. Dans certaines stations balnéaires on exécute le massage sous la douche chaude ; on prétend trouver de grands avantages à cette pratique. Sans me prononcer d'une façon formelle sur les bienfaits ou les inconvénients de cette méthode, je fais suivre de préférence le traitement externe en deux temps. On masse le malade le matin à son réveil, et une heure après on le conduit à la douche.

Contre la contracture et l'atrophie qui frappent certains groupes de muscles avoisinant les articulations malades, le massage a une action salutaire, mais insuffisante. Il faut recourir en même temps à l'électricité. Ces troubles trophiques ne sont pas dus seulement au repos auquel est condamnée la jointure, mais à l'inflammation qui s'est déclarée à son intérieur ou dans son voisinage, ainsi que l'a démontré si clairement M. Valtat dans sa thèse inaugurale. Dans ces cas, je me sers tantôt des courants continus, tantôt des courants induits. Lorsque le sujet n'est pas névropathique, j'emploie volontiers les courants induits ; si j'ai affaire à des goutteux sensibles, j'ai recours aux courants continus. Sous la double influence du massage et

de l'électricité, la contracture et l'atrophie musculaire rétrogradent, ce dont on peut s'assurer par
l'attitude du membre et par la mensuration.

La disparition des tophus par la médication alcaline est une solution rare. Petit, dans sa longue
pratique à nos thermes, en a vu disparaître cependant, après quelques mois de traitement, et sans
qu'il se fût produit d'inflammation marquée. Quelquefois aussi, pendant la cure, les goutteux ressentent des douleurs dans les jointures, qui n'ont
rien de commun avec les accès de goutte ; alors
les parties avoisinant les tophus s'enflamment.
Tantôt il se forme du pus, et qu'il y ait une ouverture artificielle ou spontanée, il sort de la matière
crayeuse et le tophus s'affaisse ; tantôt, au contraire, l'inflammation se termine par résolution et
le tophus diminue, pour augmenter ensuite.

Les médecins anglais emploient fréquemment
les sels de potasse et de soude comme dissolvants
des concrétions tophacées, qui sont si ordinaires
chez nos voisins. M. Bouchard a retiré d'excellents effets du carbonate de potasse, à la dose de
trois grammes par jour et pendant 6 mois. Mais
aucun médicament n'est égal à la lithine. Garrod a
démontré expérimentalement et cliniquement les
avantages des sels de lithine sur ceux de potasse,
comme agents dissolvants des concrétions tophi-
ques. En France, le grand vulgarisateur de la
médication lithinée, est M. Charcot.

Pour obtenir un résultat évident, il faut que l'usage de ce médicament soit prolongé, et qu'il soit administré à doses relativement fortes. Les sources de Vichy possèdent des quantités notables de lithine, bien qu'absolument insuffisantes par elles seules pour dissoudre les tophus. D'après les récents travaux de M. Mallat, les Célestins et Hauterive en contiennent un centigramme par litre ; l'Hôpital, la Grande-Grille, le Puits-Carré, un demi-centigramme, et la source Lardy, un peu plus d'un demi-centigramme. Il est certain que la lithine contenue dans ces eaux, à dose si faible, n'est pas appelée à jouer un rôle prépondérant, mais elle est susceptible de renforcer le pouvoir dissolvant du bicarbonate de soude qu'elles renferment toutes.

Une eau minérale est un médicament vivant. Les principes qu'elle renferme ont une action bien plus énergique sur l'économie que quand ils sont tirés d'une pharmacie et administrés sous forme de potion. Ainsi, un litre d'eau de Vichy contient environ cinq grammes de bicarbonate de soude ; absorbé à la source, il aura une puissance thérapeutique plus élevée que cinq grammes de bicarbonate de soude donnés en solution. Il est à supposer que pour la lithine il en est de même, mais comme les doses que nos eaux renferment, présentent, avec les doses thérapeutiques classiques, un écart trop considérable, ce corps ne peut avoir, par lui seul, une action curative certaine. C'est un complément et rien de plus.

Sous l'influence de la médication thermale, il ne m'est pas arrivé de voir des tophus disparaître, soit par suite d'inflammation de voisinage, soit tout autrement. A vrai dire, les saisons ne sont pas poursuivies avec assez de persévérance pour cela, et les malades n'observent pas toujours avec fidélité le régime qui leur est indispensable. Mais j'ai vu assez souvent les tophus rester stationnaires, n'augmentant ni de nombre ni de grosseur. C'est déjà beaucoup.

Les complications viscérales sont fréquentes dans la goutte, surtout dans la forme chronique, parce que si l'urate de soude offre de la tendance à se fixer sur les petites jointures, il se dépose aussi ailleurs. Le cœur subit la dégénérescence granulo-graisseuse, les artères deviennent athéromateuses, le cerveau se ramollit ; il se développe de l'asthme, du catarrhe pulmonaire ; les membres, les orifices naturels sont le siège de dermatoses, et notamment d'eczémas ; enfin on voit survenir de la lithiase biliaire ou urique, de la dyspepsie. Parmi toutes ces complications si diverses, il en est plusieurs qui ne sont pas attaquées par les Eaux de Vichy ; chez d'autres la médication alcaline est nuisible ; ici elle peut atténuer la complication, sans être pour cela favorable au malade ; là, elle est salutaire sans restriction. Il y a donc des catégories à établir.

Dans la première, figurent le ramollissement du cerveau, la dégénérescence graisseuse du cœur, les altérations valvulaires, l'athérome artériel. Lorsque l'organisme est intéressé à ce degré, la goutte articulaire n'est plus qu'un épiphénomène, elle s'efface totalement devant les altérations viscérales qu'elle a engendrées. Qu'importent la raideur et le gonflement articulaires, les tophus ? La complication est tout ; c'est elle qui menace la vie, et les Eaux de Vichy ne peuvent l'enrayer.

Nous trouvons dans la seconde, l'asthme, l'emphysème et le catarrhe pulmonaire. Petit prétend avoir retiré de bons effets de la médication alcaline dans ces cas. A l'appui de son dire, il cite des faits. Un de ses malades, qui avait été longtemps sujet à des accès d'asthme, n'avait plus souffert des bronches depuis trois ans qu'il faisait usage d'Eau de Vichy pour combattre une goutte articulaire.

J'ai employé fréquemment le traitement thermal chez des goutteux asthmatiques, et je n'ai jamais obtenu de résultats satisfaisants. Durant la cure, presque constamment ils éprouvaient des accès d'asthme des plus violents, bien que je prisse toutes les précautions nécessaires pour éviter cet inconvénient, et que je me contentasse le plus ordinairement du traitement interne.

La troisième catégorie comprend les dermatoses. L'eczéma est, de toutes les affections cutanées, la plus fréquente chez le goutteux. On l'observe un peu partout, mais surtout au pourtour des orifices naturels. On le voit aussi sur les membres ; il affecte alors plus spécialement une disposition symétrique. La médication alcaline, si elle ne produit pas toujours la disparition complète de la dermatose, l'amoindrit ordinairement ; c'est surtout à la balnéation qu'il faut attribuer ces effets.

Doit-on, pour un résultat de cette importance, conseiller à un goutteux dartreux la fréquentation des thermes alcalins ? La présence d'un eczéma est souvent, dans la podagre, un dérivatif salutaire ; en le guérissant, on s'expose à réveiller les douleurs de goutte ou à provoquer des désordres viscéraux. De telle sorte, que quand l'eczéma n'est pas trop gênant, soit par la position qu'il occupe, soit par son étendue ou par les démangeaisons qu'il occasionne, le plus sage est de s'abstenir. Dans le cas où une intervention est imposée, on doit chercher à soulager et non à guérir.

La dyspepsie, la gravelle et la lithiase biliaire, rentrent dans la quatrième catégorie. La dyspepsie, surtout la flatulente et acide, est un phénomène habituel dans le cours de la goutte ; la gravelle urique et la lithiase biliaire sont un peu moins fréquentes. Les unes et les autres constituent, sinon des complications graves, tout au moins des complications sérieuses, non point parce qu'elles exercent une action quelconque sur la marche de l'affection générale, mais par les

symptômes qu'elles occasionnent et les troubles
fonctionnels qu'elles sont susceptibles d'amener.

Sur ces trois groupes pathologiques, les Eaux
de Vichy jouissent d'une action curative évidente.
Sous leur influence, la dyspepsie s'amende, les
coliques hépatique et néphrétique deviennent plus
rares et moins intenses. Cette amélioration ne
s'accompagne pas d'aggravation des autres symptômes de la goutte ; il n'y a pas, comme pour les
dermatoses, de déplacements ultérieurs à redouter.
On les traitera donc comme si elles existaient à
l'état isolé, sans se préoccuper de la présence de
la goutte ; et si le traitement doit subir une modification, c'est sur la balnéation qu'elle devra porter. Les bains ne seront, en conséquence, ni aussi
réguliers ni aussi longs que dans les cas simples.

La goutte est par essence une maladie à sur-
prises. Elle donne lieu aux métastases les plus
invraisemblables. Tantôt, c'est pendant un accès
qu'elles se produisent ; vers le troisième ou le quatrième jour de la poussée articulaire, on observe
des phénomènes viscéraux inattendus, et en même
temps la fluxion diminue ; tantôt, au contraire, les
attaques, insignifiantes comme durée et intensité,
sont remplacées par des troubles cérébraux, cardiaques ou intestinaux. Tous ces processus n'ont
pas la même valeur séméiologique. Les uns re-
vêtent une signification grave : les angines de
poitrine, les apoplexies séreuses du cerveau, les
congestions pulmonaires, sont dans ce cas ; les

autres ont un caractère bénin, la gastro-entéralgie est de ce nombre.

Dans toutes ces anomalies de la goutte, les Eaux de Vichy sont indiquées. Cependant il faut s'entendre. Pendant tout le temps que durera la métastase, il est de toute nécessité d'en suspendre l'application ; on traitera l'accident par les moyens ordinaires. Mais, dès que les organes auront recouvré leur fonctionnement habituel, qu'il n'y aura plus de traces appréciables de l'assaut qu'ils ont subi, il faudra avoir recours à la médication alcaline. Il n'y aura plus à craindre, dans ces cas, qu'elle joue un rôle perturbateur, car le malade n'a qu'à gagner à ce que l'urate de soude suive une autre direction.

Dans la goutte anormale, à caractère gastro-intestinal, on s'adressera de préférence aux eaux chaudes, qui sont mieux tolérées par l'estomac et les intestins ; on donnera de grands bains tièdes d'une demi-heure au moins. Peu importe qu'il survienne des douleurs articulaires ; il serait même à souhaiter qu'il en survînt. Lorsque ce sont l'angine de poitrine et les troubles cérébraux qui ont prédominé, le traitement interne ne sera ni plus ni moins énergique que dans les cas précédents ; quant au traitement externe, il sera plus modéré, ne répondant pas à une indication spéciale.

Comme le diabétique, le goutteux est condamné à fréquenter nos thermes toute sa vie ; sa santé en

dépend. Lorsqu'il est atteint de la forme aiguë, et
si les accès sont peu fréquents et peu longs, une
cure tous les deux ans est suffisante ; mais dans
la forme chronique, il devra recourir chaque année
à Vichy. Durant les intervalles qui séparent les
saisons, il est bon, en outre, que le malade, pour
maintenir intacts les bénéfices qu'il aura retirés
de nos eaux, et au besoin pour les augmenter,
continue à domicile l'usage des eaux transportées.
Petit en prescrivait un litre par jour, et d'une
façon constante.

C'est pour avoir exagéré les doses, que Petit a
fait dire à Trousseau que Vichy était incompatible
avec la goutte. L'exagération du premier n'atténue
pas l'erreur du second.

VII

LES MALADIES DU FOIE

La puissance curative des eaux alcalines, dans les affections du foie, n'est un mystère pour personne. Il me semble même, qu'on a généralement une tendance trop évidente à exagérer cette importance, si bien que quelques cliniciens font de Vichy une sorte de panacée applicable à tous les cas où l'on constate une teinte sub-ictérique des téguments, et une augmentation ou une diminution du volume du foie, quelle qu'en soit la cause première. C'est un enthousiasme mal compris ; car si Vichy est utile ici, il est nuisible là, et ailleurs il ne produit que des avantages contestables. Dans les congestions chroniques du foie, dans la lithiase biliaire, le succès est à peu près certain, autant qu'on peut l'être en médecine ; dans l'atrophie jaune aiguë, l'hépatite à tendance suppurative, il favorise plutôt la régression et la suppuration que la résolution ; dans les kystes hydatiques, il n'a pas d'effet bien appréciable ; enfin, dans les cirrhoses, son action est discutée. En résumé, les Eaux de Vichy sont formellement indiquées dans les congestions chroniques du foie, les calculs biliaires, et peuvent être administrées dans les scléroses.

~~~~~~~~~~

I. Désignées aussi sous le nom d'*engorgements,* les congestions chroniques du foie reconnaissent plusieurs causes, n'ayant entre elles aucun lien. Ici, c'est une altération du cœur, là, une influence paludéenne, ailleurs, des désordres de l'estomac et des intestins qui les engendrent ; mais le plus souvent c'est aux excès de table, en solides et en liquides, à la lithiase biliaire, qu'on doit la genèse de cet état morbide.

Quel que soit son point d'origine, la congestion du foie se présente constamment sous le même aspect : teinte légèrement sub-ictérique des tissus, augmentation du volume du foie, surtout du lobe droit, avec douleur dans l'hypochondre droit, et troubles gastro-intestinaux. Lorsque cette situation se prolonge ou s'aggrave, elle conduit nettement à la cirrhose, et même pour beaucoup de cliniciens la congestion lente du foie est le premier degré de cette affection. Vu l'hypothèse de cette terminaison redoutable, une intervention thérapeutique est urgente, car si la congestion chronique du foie est très curable, la cirrhose l'est moins.

Le traitement thermal est identique pour toutes

les congestions chroniques du foie : eau de la
Grande-Grille à doses un peu élevées, hydrothérapie. Il y a cependant une réserve à faire pour
celles qui relèvent d'une affection cardiaque ; on
observera dans ces cas certains ménagements, car
une guérison radicale est impossible à tenter.
Néanmoins, les malades de cette catégorie retirent toujours de nos Eaux un bénéfice temporaire,
quelquefois très long.

Les effets immédiats de la cure ne se font pas
attendre. Dès les premiers jours, on constate une
amélioration notable des voies digestives. Quant à
la congestion en elle-même, lorsqu'elle ne remonte
qu'à quelques mois ou même à une année — ce qui,
du reste, est assez difficile à établir, à cause de
l'obscurité des commémoratifs — et que le volume
du foie n'est pas très considérable, on peut préjuger
une diminution rapide et presque un retour à l'état
normal avant la fin de la saison. En ce qui concerne les douleurs sourdes qui accompagnent d'ordinaire les congestions, elles ont généralement de
la tendance à s'accentuer, au début du traitement,
mais elles ne tardent pas à s'apaiser. D'autre part,
la teinte sub-ictérique pâlit, les urines deviennent
plus claires. Si la congestion est de date ancienne,
si l'hypermégalie porte sur la plus grande partie
de l'organe, si elle est très prononcée, il ne faut
guère compter sur des résultats palpables pendant
la cure. C'est tout au plus si le foie remontera de
un ou deux centimètres.

Les effets immédiats sont plus saisissables. A Vichy, nous ne pouvons guère apprécier les différences de hauteur du foie que d'une année à l'autre. Durant toute la période intermédiaire, ce n'est qu'exceptionnellement que nous sommes appelés à vérifier l'efficacité du traitement thermal. Si, par la force même des choses, notre contrôle est éloigné, les données qu'il fournit n'en sont que plus complètes.

Dans toutes les congestions qui se traduisaient l'année précédente par une augmentation de longueur de trois à quatre centimètres des lignes mamelonnaire et axillaire, on constate le plus souvent que le foie n'est pas abaissé, qu'il a repris à peu près ses dimensions naturelles, en un mot qu'il ne dépasse plus le rebord des fausses côtes. Le résultat est moins appréciable dans les congestions où l'augmentation atteignait cinq à dix centimètres avant l'usage des eaux ; il y a presque toujours dans ces cas diminution notable de volume, mais l'hypermégalie n'en persiste pas moins, avec son cortège habituel de symptômes. Le malade est amélioré et non guéri ; il faudra recourir à plusieurs autres saisons consécutives pour enrayer définitivement le mal, ce qui manquera rarement de se produire.

II. La lithiase biliaire est une affection aussi commune que les accidents à qui elle donne naissance sont rares. Qu'on examine en effet la vésicule des vieilles femmes de la Salpétrière, ayant succombé à une maladie intercurrente, presque constamment on la trouvera remplie de concrétions de cholestérine ; il est vrai que chez les vieillards de Bicêtre, elles font assez souvent défaut pour qu'on puisse avancer sans hésitation que les calculs biliaires sont l'apanage de la femme et de la sénilité.

Les troubles que la cholélithiase apporte dans l'économie sont de deux ordres : tantôt peu accusés et lents, ils se traduisent par des malaises digestifs de faible importance ; tantôt, au contraire, violents et soudains, ils consistent en des souffrances aiguës très pénibles, comparables en intensité aux coliques néphrétiques. Tant que les calculs ne cherchent pas à quitter la vésicule biliaire, ces souffrances ne sont pas à redouter, mais lorsque sous une influence quelconque l'un d'eux traverse le canal cholédoque pour se rendre dans l'intestin, elles apparaissent brusquement, se terminant de même. C'est à ce phénomène douloureux qu'on a réservé la dénomination de colique hépatique.

Cet accident procède par attaques isolées ou successives, selon qu'un ou plusieurs calculs s'engagent dans le canal cholédoque. C'est pour pré-

venir le retour de ces attaques que sont conseillées
les eaux minérales alcalines.

Ce sont les médecins français qui ont le mieux
étudié et compris la colique hépatique ; leurs
efforts ont porté leurs fruits, car il n'est pas d'affection contre laquelle la thérapeutique ait plus
de prise. Parmi les praticiens de Vichy qui ont
le mieux décrit les accidents de la lithiase biliaire,
nous citerons Petit, Willemin et M. Sénac.
Voulant rendre à la mémoire du premier le tribut
d'éloges qu'on lui a toujours refusé, je reproduis
textuellement sa description si vraie de la colique
hépatique : « Lorsque par une cause quelconque un
calcul vient à s'engager dans les canaux biliaires,
ce qui arrive presque toujours sans aucun symptôme précurseur, au milieu de la meilleure santé,
souvent après un repas, les malades sont pris brusquement d'une douleur vive, lancinante, quelquefois déchirante, insupportable, ayant son siège
dans l'hypocondre droit, près de l'épigastre, et
souvent en même temps, et quelquefois plus vive
encore à la partie correspondante du dos. Cette
douleur, dont la violence est souvent si grande, que
les traits du malade en sont à l'instant même dé-
composés, provoque quelquefois des nausées, des
vomissements ; elle arrache au malade des plain-
tes, des gémissements continuels, lui fait même
souvent pousser des cris aigus, et imprime alors
à tout le corps une agitation que rien ne peut plus
calmer, en même temps que le malade ne laisse

plus échapper que des paroles de découragement et de désespoir. Ces angoisses ne seraient pas supportables si elles étaient continues. Quelquefois la douleur diminue par instant d'intensité, pour redoubler ensuite ; d'autres fois elle cesse même tout à fait durant quelques secondes ou quelques minutes, et lorsque les malades commencent à espérer qu'ils en sont débarrassés, elle reprend souvent avec plus de violence que jamais. C'est enfin une sorte d'accouchement, mais un accouchement parfois bien cruellement douloureux. » Nous ajouterons quelques traits à ce tableau si exact.

Pendant les accès, la partie supérieure de l'abdomen est si sensible, que le malade ne peut supporter le contact du corps étranger le plus léger. A cet effrayant cortège, viennent se joindre les vomissements et la dyspnée.

Au début, les vomissements sont alimentaires, mais au paroxysme de l'accès, ils deviennent soit bilieux ou muqueux. Quant à la dyspnée, elle n'apparaît guère qu'au moment où les souffrances sont le plus vives. Le diagnostic de la colique hépatique classique est très facile. Il n'est pas nécessaire pour cela de rechercher la présence des calculs dans les selles, ni de se demander si le malade deviendra jaune après la crise ; il suffit de s'enquérir des points où la douleur est le plus pénible. Ce maximum est généralement assez facile à déterminer.

Il y a trois points de prédilection : le cystique, l'épigastrique, le dorsal. Un quatrième, le point scapulaire, est moins constant. On ne l'observe guère que dans le cinquième des cas environ.

Le point cystique correspond au bord inférieur du grand lobe du foie, en bas et à droite de l'appendice xiphoïde, à dix centimètres environ de la pointe de cet os. C'est en glissant la pulpe de l'index entre le rebord des cartilages costaux du côté droit et la paroi abdominale antérieure, qu'on parvient à le déterminer le plus exactement.

Le point épigastrique ne fait jamais défaut. Il apparaît dès le début de l'accès ; il consiste tantôt en une barre transversale, qui s'étend depuis le rebord des fausses côtes gauches jusqu'à celui du côté opposé ; parfois cette barre suit une direction diamétralement opposée, elle part de l'appendice xiphoïde et descend vers l'anneau ombilical. Que cette barre soit transversale ou verticale, son maximum douloureux se trouve assez exactement situé sur la ligne médiane, à un ou deux travers de doigt au-dessous de l'appendice xiphoïde. La souffrance revêt différents caractères. Ici c'est un poids qui comprime la région épigastrique ; là c'est une sensation de brûlure, de tiraillement.

L'existence du point dorsal a été signalée pour la première fois par M. Vidal, dans une communication à la Société de Biologie ; il l'appelle point de correspondance et le place sur l'apophyse épineuse de la quatrième vertèbre dorsale.

Je le crois plus bas ; généralement, en effet, je l'ai trouvé compris entre l'apophyse épineuse de la septième vertèbre dorsale et celle de la dixième. Il correspond assez exactement au point épigastrique, de telle sorte que si l'on introduisait une aiguille par ce dernier, l'apophyse épineuse par où elle sortirait se trouverait être le maximum du point douloureux du dos.

C'est au début même de la colique hépatique qu'il apparaît avec la cardialgie, et il ne cesse qu'avec la fin de l'accès. Il acquiert parfois une intensité telle que les malades sont obligés de se courber en avant pour en amoindrir l'acuité. La douleur est spontanée, comme pour les points cystique et épigastrique ; mais elle s'exaspère par la pression ; et lorsqu'on appuie sur l'apophyse épineuse, elle se fait sentir vive, térébrante avec accompagnement de cris.

Quand il est permis de constater l'existence de ces trois points douloureux, on peut être à peu près certain qu'on a affaire à un accès de colique hépatique. Lorsque le point scapulaire existe, toute incertitude doit cesser : il y a migration d'un calcul biliaire.

Le point scapulaire, qui est moins constant que les précédents, siège à l'angle inférieur de l'omoplate du côté droit. Quelquefois aussi le maximum de la douleur est localisé sur l'acromion ou sur l'épine de l'omoplate, de telle sorte que son siège n'est pas absolument fixe. Il s'accompagne parfois de trouble bizarres, qui sont des fourmillements dans les extrémités des doigts de la main droite, de la sensibilité dans les os du coude, et notamment dans l'épitrochlée.

Le point scapulaire est l'indice d'une affection hépatique, et peut se rencontrer dans les maladies du foie autres que la lithiase biliaire.

Les accidents douloureux des calculs du foie ne se traduisent pas constamment par des attaques complètes, présentant à l'observateur tous les points que nous venons d'énumérer ; il y a souvent des formes frustes, parmi lesquelles la gastralgie occupe le premier rang.

On s'est demandé longtemps si la colique hépatique était toujours de nature calculeuse. Les discussions auxquelles on s'est livré n'ont pas éclairé beaucoup la question. Les partisans de la théorie nerveuse, forts de ce qu'on ne trouve pas toujours le corps du délit dans les déjections, auront pendant longtemps encore des adeptes. Mais de ce qu'on ne rencontre pas dans les matières fécales de cholélithes, il ne s'ensuit pas qu'il n'en soit point arrivé dans l'intestin. Dans cette seconde partie de son parcours, le calcul peut séjourner quelque temps avant d'être amené au dehors, et comme l'examen des excréments n'a lieu généralement que plusieurs jours après l'accès, il en résulte que sa présence peut passer complètement inaperçue. De plus, ces recherches ne sont pas constamment exécutées avec toute la rigueur désirable, de telle sorte que l'absence du cholélithe n'indique pas la nature nerveuse de la colique hépatique.

Comment expliquer cette soudaineté dans l'apparition et la disparition de l'attaque ? Il est difficile de comprendre l'ictus lithiasique autrement qu'avec l'existence d'un corps étranger, engagé dans le canal cholédoque, et s'acheminant lentement vers l'ampoule de Vater. Quand il s'arrête dans sa course, l'accès diminue d'intensité ; lorsqu'il avance, les douleurs reprennent pour se terminer au moment où il tombe dans l'intestin.

On a tâtonné longtemps avant de mettre la main sur la formule curative des calculs biliaires. Borrichius se servait de l'eau chaude ; après lui, Hoffmann et Morgagni employèrent l'eau à la température ambiante pour dissoudre les cholélithes. Les résultats heureux qu'ils signalèrent ne purent néanmoins entraîner la conviction générale. On pensa que l'un et l'autre avaient expérimenté sur de la bile concrète et non pas sur de véritables concrétions. On avait raison, car la cholestérine n'est point soluble dans l'eau, quelle que soit sa température. De nos jours, M. Bouchard conseille encore les boissons aqueuses, non comme lithontriptique, mais comme cholalogue.

Muller prétendait, avec raison, que le sel de nitre était le meilleur agent dissolvant. Poulletier de la Salle préconisait l'esprit de vin. Dans une communication qu'il adressa à la Société royale de Médecine en 1777, il avança qu'en faisant filtrer de l'esprit de vin, chargé de la matière des concrétions biliaires, il avait trouvé une grande quantité de sels qui ressemblaient beaucoup au sel sédatif. Il ne vit pas de substance semblable dans les concrétions biliaires des bœufs.

Boerhaave vantait l'huile d'essence de térébenthine ; Valisnerius, le mélange d'alcool et d'essence de térébenthine. A des degrés divers, toutes ces préparations amélioraient la situation des malades, mais il était réservé à Durande, médecin à Dijon, d'indiquer non seulement le meilleur lithontriptique, mais encore de trouver la véritable médication de la lithiase biliaire. C'est une erreur de croire qu'il se borna à administrer à ses malades son mélange d'éther et de térébenthine ; dans une communication qu'il fit à la Société royale de Médecine, en 1779, il établit nettement les règles du traitement des calculs biliaires.

Avant d'employer, dit-il, l'association de l'éther et de la térébenthine, il faut user de tous les moyens propres à diminuer la chaleur. On saignera, on prescrira deux bains par jour. Le patient absorbera ensuite, chaque matin, un cinquième et quelquefois un quart du mélange. Après la prise de ce remède, on boira du petit lait ou du bouillon de veau. Les sucs d'herbes rafraîchissantes, les Eaux de Vichy et de Contrexéville, la tisane de racine de bouillon blanc, constituaient la seconde partie du traitement, et n'étaient employés qu'après l'éther et la térébenthine, rarement en même temps. Avant d'administrer les purgatifs, il attendait que les concrétions fussent dissoutes ; sans cette précaution on s'expose, ajoutait-il, à provoquer des coliques violentes. Enfin, il instituait un régime sévère, consistant en volailles rôties, herbages, farineux, boissons délayantes, etc.

A part les saignées, c'est à peu près le traitement que l'on conseille de nos jours.

La méthode de Durande a joui d'une grande vogue pendant la dernière partie du xviiie siècle, et durant la première moitié du xixe. Sœmmering, Richter, Lavort en attestent tous l'efficacité. Mais à dater de 1850, elle fut vivement attaquée par Grisolle et surtout par Trousseau. Sans nier l'authenticité des faits signalés par Durande, ce dernier s'efforce, dans ses éléments de thérapeutique, de démontrer que parfois le diagnostic n'est pas établi d'une façon rigoureuse. Tout ce qu'il accorde à la médication éthérée et térébenthinée, c'est de soulager et de guérir parfois les malades atteints de calculs biliaires. Mais quant à reconnaître à cette médication une propriété dissolvante, il ne veut pas aller jusque-là. Je rejette, dit-il, ces théories chimiques de la dissolution des calculs hépatiques, comme je rejette celle de la dissolution des calculs rénaux par les Eaux de Contrexéville, de Vals, de Pougues ou de Vichy. Je nie donc que la médecine ait la possibilité d'agir sur les uns et sur les autres quand ils sont formés. Ce qu'elle peut faire, c'est de solliciter leur expulsion en activant les sécrétions biliaires et

urinaires dont les produits tendront à entraîner
les concrétions qui se sont formées. Ce qu'elle
peut faire surtout, c'est de prévoir le mal, qu'elle
est impuissante à guérir, c'est d'empêcher la production des calculs, en astreignant le malade à un
traitement régulier.

Sans refuser aux observations rapportées par
Durande, ni l'exactitude de leurs détails, ni la
précision du diagnostic pour quelques-unes d'entre
elles, Trousseau pense qu'avant d'attribuer au mélange d'éther et de térébenthine une propriété lithontriptique non équivoque, il aurait fallu constater un certain nombre de fois, dans la région
correspondante à la vésicule biliaire, une tumeur
offrant à la palpation une résistance inorganique,
pierreuse ; si dans ces cas, le mélange administré
pendant quelque temps eût amené la disparition
de la tumeur, on ne concevrait aucun doute sur la
valeur dissolvante de cette mixture.

Dans l'état actuel de nos connaissances, ce
qu'exige Trousseau est à peu près irréalisable. Il
est rare en effet, même chez les lithiasiques les
mieux confirmés, que la vésicule biliaire fasse
saillie sous la paroi abdominale, forme tumeur, et
qu'on sente les calculs. Le fait de Petit, sans être
unique dans son genre, ne s'est reproduit que très
exceptionnellement. Willemin en a vu un tout
à fait semblable ; et si dans la science il en existe
une dizaine, c'est tout.

Dans son mémoire, Durande rapporte vingt ob-

servations de guérison par son traitement. Je
connais quatre de ces faits pour les avoir attentivement lus. Le diagnostic me paraît exact dans
trois cas ; le doute peut être permis dans le quatrième. Ces malades ayant été soumis au traitement éthéré et térébenthiné, leurs souffrances
disparurent pour ne plus se renouveler.

Trousseau pense, que dans ces cas, c'est en
prévenant le mal, en empêchant la production de
nouveaux calculs, en favorisant l'expulsion des
anciens, qu'a agi le mélange. Il est probable que
si cette mixture avait provoqué l'expulsion des
anciens calculs, des accidents douloureux se seraient manifestés, et à la fin du traitement on
aurait trouvé dans les selles des concrétions biliaires. Or, rien de semblable n'est signalé par
Durande. Où les reproches de Trousseau paraissent plus fondés, c'est quand il dit : « Ce qui nous
frappe dans les observations du médecin de Dijon,
c'est la rapidité de l'action du remède et le caractère de l'élément de la maladie contre lequel cette
action paraît surtout se manifester. En effet, c'est
au symptôme douleur que le remède en question
s'attaque principalement, c'est ce symptôme qu'il
est en possession de mieux calmer qu'aucun autre
moyen ? »

Il est certain que Durande employait sa mixture
surtout pendant l'accès de colique hépatique, c'est
son tort ; mais il la conseillait aussi avant son
apparition et longtemps après qu'il était terminé.

Il supposait sans doute, qu'absorbée au moment même de la crise, elle pouvait désagréger les calculs engagés dans les conduits excréteurs de la bile, et que, par conséquent, elle réussissait mieux qu'aucun autre moyen à diminuer la durée et l'intensité des souffrances. C'était une erreur fort naturelle à l'époque où il vivait, mais rien ne donne à supposer que Durande attribuât à son remède une vertu calmante, en dehors de ses propriétés dissolvantes qui sont admises par tout le monde aujourd'hui.

Bien qu'il dirigeât spécialement son attention du côté des calculs biliaires, qu'il cherchât, par dessus tout, à en obtenir la désagrégation, il voulait encore, une fois qu'il la supposait opérée, prévenir le retour du mal, éviter les rechutes et les récidives. Il semble reconnaître par là, que tout n'est pas fini avec la lithiase biliaire, qu'il reste une prédisposition vicieuse à combattre, contre laquelle le mélange de térébenthine et d'éther est impuissant. Il s'adresse alors aux eaux minérales.

Les alcalins sont rangés parmi les agents thérapeutiques les plus puissants pour prévenir les manifestations douloureuses des calculs biliaires. Sous leur influence, les coliques ne reparaissent que par intervalles de plus en plus rares, diminuant chaque fois de durée et d'intensité, si bien qu'à la longue elles finissent par cesser, surtout quand le sujet est jeune et qu'il s'astreint à un

traitement rigoureux. L'efficacité des eaux minérales alcalines est si grande dans la cholélithiase
qu'on est tenté de les regarder presque comme un
spécifique. Comment agissent-elles dans cette
affection? Est-ce en provoquant la désagrégation
des calculs biliaires ou bien en prévenant leur formation? C'est ce que nous allons examiner.

Petit rapporte un fait qui, au premier examen,
semblerait indiquer que les alcalins ont sur les
calculs biliaires une action dissolvante manifeste.
Il s'agit d'une dame qui, à la suite d'une cure de
quelques semaines, près de notre station balnéaire,
rendit dans ses selles une grande quantité de débris, parmi lesquels on trouva des fragments dis-
tincts de calculs biliaires, qui en avaient tous les
caractères chimiques et qui semblaient être le
produit d'une sorte de broiement.

Le fait de Petit me semble peu probant. En
admettant que les fragments de calculs qu'on re-
trouva dans les selles de cette malade fussent
réellement des cholélithes en voie de désagrégation, rien n'indique que c'est à Vichy qu'elle est
redevable de ce résultat, car l'action de nos eaux
est lente, insensible. Or, dans ce cas, c'est peu de
temps après son retour chez elle, alors que les
alcalins n'ont pas encore pu produire tout leur effet
que cette malade rendit par les selles ces débris
calculeux. Je crois plutôt que ces fragments de
cholélithes étaient des calculs en voie de formation.
Au reste, Petit n'accorde pas à ce fait, le seul

qu'il ait observé dans le cours de sa longue carrière médicale, plus d'importance qu'il n'en mérite,
car il ajoute que les calculs biliaires étant constitués en grande partie par de la cholestérine fixe,
ne sont pas susceptibles d'être attaqués par les
alcalins ; donc il résulte qu'ils sont ordinairement
expulsés en entier, sans aucune altération appréciable à leur surface.

Le fait suivant n'est pas plus concluant. Willemin avait perçu chez une dame de sa clientèle,
fraîchement arrivée à Vichy, la présence de corps
durs dans la vésicule biliaire distendue ; vingt
jours après, ces concrétions ne s'y trouvaient plus.
La tumeur vésiculaire était molle, dépressible, ne
contenant plus que du liquide. Aucune crise de
colique hépatique n'avait eu lieu dans l'intervalle ;
seulement quelques douleurs sourdes avaient
apparu dans l'hypochondre droit et à l'épigastre.
Il faut donc que ces concrétions aient été dissoutes
ou tout au moins désagrégées, ajoute notre confrère, pour franchir, presque sans souffrances, le
canal cystique.

Il ressort de cette citation que sous l'influence
de l'eau de Vichy, les coliques diminuèrent notablement d'intensité chez la malade de Willemin, puisqu'une semaine avant son départ, elles
consistaient seulement en quelques douleurs sourdes à l'épigastre, et dans l'hypochondre droit,
tandis qu'avant son arrivée les crises duraient en
moyenne trois ou quatre heures. Mais rien ne

prouve que les calculs contenus dans la vésicule, et qui avaient été sentis à la palpation au début du traitement thermal.aient été réellement dissous, bien que Willemin n'ait plus constaté les corps anguleux, qu'il avait primitivement observés huit jours avant la fin de la cure. Il est possible que sous l'influence des douleurs relativement légères, survenues dans l'hypochondre droit et à la région épigastrique, ces concrétions aient été entraînées dans l'intestin pour être expulsées ensuite dans les selles. En passant au tamis les matières fécales de cette malade, après les préludes de crise qu'elle eut à Vichy, Willemin aurait pu dissiper tous les doutes, lever toutes les hésitations, mais comme cet examen indispensable n'a pas été fait, on ne peut pas conclure en faveur de la dissolution des calculs biliaires par l'eau de Vichy.

Fauconneau-Dufresne prétend au contraire que les alcalins n'agissent pas sur le principe constitutif du calcul, mais sur le mucus et le pigment qui entrent dans sa composition.

Toutes les opinions que nous venons de relater, et bien d'autres que nous nous dispensons de mentionner, ne sont que de simples vues de l'esprit à qui l'efficacité bien connue des alcalins dans la cholélithiase, a donné naissance. Aucune d'entre elles, en effet, ne repose sur l'observation rigoureuse des faits cliniques, ni sur l'expérimentation directe. C'est une lacune que nous avons essayé de combler.

Nos recherches ont porté sur deux ordres de faits. Tout d'abord, nous avons voulu nous rendre compte jusqu'à quel point, l'éther et la térébenthine, soit isolément, soit associés, étaient des agents dissolvants des calculs biliaires, et s'il n'y avait pas dans la pharmacopée des corps jouissant de propriétés identiques. M. Bretet et moi, après avoir mis six grammes de chloroforme, autant d'éther, d'essence de térébenthine, de mixture de Durande, et d'alcool à 90° dans des flacons séparés, avons placé dans chacun d'eux cinq centigrammes d'un calcul biliaire, dur et composé de cholestérine, de cholépyrrhine, de pigment noir et de mucus. La température du laboratoire a été constamment de 13° ; et pendant tout le temps qu'a duré l'expérience, la pression barométrique n'a pas sensiblement varié. Voici ce que nous avons observé : en quinze minutes, le chloroforme avait produit la désagrégation à peu près complète du fragment de cholélithe, tandis qu'il fallut trois heures à la mixture de Durande, trois heures et demie à l'éther, et vingt et une heures à l'essence de térébenthine pour arriver au même résultat. Au bout de vingt-quatre heures, l'alcool à 90° n'avait pu en dissoudre que trois milligrammes. En conséquence, parmi les lithontriptiques des calculs biliaires, le chloroforme occupe incontestablement le premier rang, la mixture de Durande

ne vient qu'en seconde ligne, l'éther en troisième,
la térébenthine en quatrième ; l'alcool, enfin, tient
la cinquième place.

Que se passe-t-il lorsqu'on se sert comme excipient d'eau alcaline ? Quand on place un calcul
biliaire dans un flacon rempli d'eau de Vichy, à la
température ordinaire de l'appartement, voici ce
qu'on observe : dans les trois ou quatre premiers
jours, rien de particulier à noter ; mais à la fin
de la semaine, surtout si on a soin d'agiter de
temps en temps le liquide, il se détache du cholélithe des lambeaux de substance grisâtre. C'est la
couche extérieure du calcul, son enveloppe. Cette
matière est constituée par des mucosités, des dé-
tritus divers, des cellules épithéliales, qui proviennent soit du séjour du calcul dans la vésicule,
soit de son passage à travers les intestins. Quant
à la substance même du cholélithe (la bilirubine,
la cholestérine et les sels biliaires), elle est inat-
taquée, elle reste entière. Aussi, lorsque au bout
d'un ou deux mois, on retire le calcul du flacon
d'eau de Vichy où il était enfermé, on voit qu'il a
conservé sa forme, sa dimension primitive, et si
on le pèse, on trouve qu'à peu de chose près, il a
le même poids qu'avant l'expérience. Cependant,
lorsqu'on se sert d'un calcul mou, il se détache
ordinairement au bout de quelques jours de petits
fragments noirâtres qui tombent au fond du vase.
Pour peu qu'on prolonge le séjour dans ce liquide,

il se réduit en parcelles extrêment ténues, il subit une véritable fragmentation.

En plaçant dans de l'eau ordinaire, à la température ambiante, des concrétions biliaires ayant le même poids, la même forme que les précédentes, aussi dures ou aussi molles qu'elles, on observe exactement les mêmes phénomènes qu'avec l'eau de Vichy. Le calcul mou se pulvérise ; de celui qui se trouve résistant, il se détache de larges lambeaux de substance grisâtre. Dans les deux séries d'expériences, c'est un effet de macération qui ne ressemble en rien à la dissolution qui s'opère au contact de la térébenthine, du chloroforme ou de l'éther.

Les liquides alcalins donc n'ont aucune action sur les calculs de cholestérine, et cependant les eaux de Vichy soulagent toujours et guérissent souvent les gens affectés de lithiase biliaire. Est-ce à cause de leur spécificité dans les manifestations de l'arthritis, ainsi que le veut Bazin, ou bien est-ce à cause de leur puissance élective sur les sécrétions et la circulation du foie, se traduisant chez le lithiasique par la régularisation du cours de la bile, par la déplétion des voies biliaires, par l'élimination des calculs qui peuvent y être contenus, et par la diminution rapide et constante de la congestion hépatique ? Avant de se prononcer, il faut se reporter à la théorie de la genèse des calculs biliaires.

Selon Frerichs, les biles acides sont seules ca-

pables d'engendrer les cholélithes. Cette acidité
peut provenir de différentes causes : tantôt d'un
ralentissement insolite du cours de la bile ; tantôt d'une alimentation trop substantielle, tantôt
enfin, d'une inflammation de la vésicule, qui a
pour objet de déterminer une fermentation acide
en présence du mucus sécrété dans des conditions
pathologiques. Sous l'influence de cette acidité,
les sels biliaires qui maintiennent la cholestérine
et la bilirubine à l'état de dissolution se dédoublent et se déposent sous forme de glycocholate
et de taurocholate de chaux. La cholestérine et la
bilirubine se précipitent alors. Cette dernière en
présence de la chaux, du pigment biliaire et des
cellules épithéliales qui se trouvent en grande
quantité dans la vésicule, se réunit à eux et forme
le noyau de la concrétion. A son tour, la cholestérine se dépose autour de ce noyau, le calcul est
constitué. En résumé, d'après Frerichs, les biles
alcalines ou neutres ne sont pas susceptibles d'engendrer les cholélithes ; les biles acides seules en
sont capables. Cette pathogénèse qui repose sur des
bases solides est admise par M. Charcot, mais
elle est insuffisante pour M. Bouchard.

Bien que la cholécystite primitive sur laquelle
repose la théorie de Frerichs soit souvent fort
problématique, il n'en est pas moins certain que les
calculs de cholestérine ne se rencontrent guère
que chez les gens à bile acide, et que c'est sous
l'influence de cette acidité que la cholestérine et la

bilirubine se déposent et deviennent un calcul. On devine dès lors comment agissent les alcalins dans la lithiase biliaire. Qu'ils soient absorbés en solution ou sous forme d'eaux minérales naturelles, ces médicaments font passer rapidement à l'état alcalin les liquides acides de l'économie. Il s'ensuit que la bile en revenant alcaline d'acide qu'elle était, devient plus fluide et circule plus librement, d'autre part les sels biliaires ne se dédoublent pas, et par conséquent la cholestérine et la bilirubine, se trouvant constamment maintenues en dissolution, ne se déposent pas dans la vésicule pour constituer des calculs.

Les alcalins qui ont une action si manifeste sur le cours de la bile, ont-ils une action aussi évidente sur sa sécrétion ? M. Bouchard prétend que les alcalins diminuent la sécrétion de la bile, et que ce n'est pas en activant la fonction du foie, mais en améliorant les fonctions digestives, en augmentant l'alcalinité du sang et par conséquent de la bile que la Grande-Grille de Vichy a guéri des milliers de malades. Ce sont les eaux de Carlsbad que la théorie indique de préférence, ajoute-t-il. Il ne nous appartient pas de faire le parallèle de Vichy et de Carlsbad, de la Grande-Grille et du Sprudel, ce parallèle du reste a été fait très consciencieusement par M. Souligoux. Mais en ce qui concerne l'action cholagogue des eaux minérales chaudes de Vichy elle est certaine ; les eaux froides étant trop vite éliminées par les urines n'ont pas la même puissance, et doivent être mises hors du débat. Si même on doit ajouter une foi absolue aux expériences que MM. Lewuschew et Klikowistch ont exécutées sur des chiens pourvus de fistules biliaires et soumis à une alimentation uniforme, la Grande-Grille jouirait d'une action cholagogue plus puissante que l'eau de Carlsbad et que l'eau d'Essentucki, ce qui ne surprendra personne du reste.

En résumé donc, tandis que la mixture de Durande et le chloroforme dissolvent les calculs de cholestérine, les alcalins en préviennent la formation, régularisent le cours de la bile et paraissent même en augmenter la sécrétion. Examinons maintenant quelle est la règle thermale à observer chez les gens sujets aux coliques hépatiques.

En médecine, il n'y a guère d'axiomes, mais il y a des règles dont on ne doit se départir que dans les cas d'urgence absolue. En ce qui concerne la colique hépatique, voici la conduite à tenir : autant que possible il ne faut commencer le traitement thermal qu'à une époque éloignée du dernier accès et si, pendant la cure, il survient des souffrances il faut discontinuer l'usage de l'eau de Vichy. C'est donc durant la période d'accalmie qu'on devra intervenir. Il est vrai que parfois cette période intercalaire est très courte, les attaques se succédant tous les huit ou quinze jours ; dans ce cas on devra saisir le moment où les attaques au-

ront une violence et une durée moins grandes. Si
on néglige cette précaution, on exposera son malade à des crises coup sur coup. On doit donc, avant
de conseiller la cure, s'assurer de l'état du foie et de
l'estomac, se rendre compte de leur susceptibilité
morbide. Si, malgré ces précautions, il survient
un accès, on le traitera par les moyens ordinaires.
S'il est de faible intensité, le repos au lit, les cata-
plasmes de farine de lin suffiront le plus souvent ;
s'il est de moyenne intensité, on recourra aux po-
tions calmantes, aux lavements laudanisés, enfin
s'il menace d'être long, ou si par sa violence, il
arrache des cris au malade, on fera une ou plusieurs injections sous-cutanées de chlorhydrate de
morphine.

Afin de soustraire les malades à la funeste tendance qu'ils ont généralement d'abuser de ce dernier médicament, on lui a substitué le chlorhydrate de cocaïne. D'invention toute récente, la
cocaïne a un avantage sur la morphine, c'est qu'on
ne s'habitue pas à elle. On se morphinise, on ne
se cocaïnise pas ; mais elle n'agit que sur le point
douloureux qui est immédiatement en contact avec
elle, de telle sorte que dans un accès de colique
hépatique, où il y trois et quelquefois quatre points
douloureux, on est obligé de faire successivement
trois et même quatre injections de cocaïne, tandis
qu'une seule injection de morphine suffit. Il y a là
évidemment un inconvénient.

Avant de conseiller la reprise du traitement

thermal, il faut s'assurer minutieusement de l'état
des organes qui ont souffert. Si la région épigastrique est encore très sensible soit spontanément,
soit à la palpation, si le foie est douloureux, il
faut attendre que ces désordres soient dissipés
avant de recommencer la cure. En revenant à l'u-
sage des eaux de Vichy, on provoquerait infailli-
blement un nouvel accès aussi long et aussi aigu
que le précédent.

Certains médecins ne sont pas arrêtés par ces
considérations, je dirai même qu'ils semblent favoriser l'éclosion de nouveaux accès, car ils voient
dans cette succession de souffrances un bien pour
l'avenir, puisque tout accès suppose l'évacuation
d'un ou de plusieurs calculs. Si, à la rigueur, on
peut préconiser cette méthode dans la gravelle
urique, afin d'éviter l'emmagasinement de concrétions pierreuses pouvant, à un moment donné, devenir le point de départ d'accidents graves, il ne
doit pas en être ainsi dans la lithiase biliaire, car
dans cette dernière affection, les calculs de cholestérine ne sont pas fatalement destinés à provoquer
des désordres, que même ils peuvent séjourner
dans la vésicule sans provoquer de malaises de
quelque importance. Je crois donc qu'il faut éviter
le retour des accès, ménager la sensibilité du malade, et ne recommencer la cure que quand tout
est fini.

Le traitement thermal de la colique hépatique
est aussi simple qu'il est délicat. On s'adressera

de préférence aux eaux chaudes, à l'Hôpital
d'abord et à la Grande-Grille ensuite. Si je recom-
mande l'Hôpital en premier lieu, c'est que cette
source m'a paru moins active que la Grande-Grille,
plus facilement tolérable pour les estomacs irrita-
bles, et moins susceptible de réveiller les douleurs
du foie. La Grande-Grille sera réservée pour la
seconde partie de la cure, à cause de sa puissance
cholagogue ; on ne s'explique guère cette puissance, car la Grande-Grille a la même composition chimique que les autres eaux de Vichy, il est
vrai que sa thermalité est beaucoup plus élevée.
C'est probablement à cet excès de calorique qu'est
due son action sur l'appareil biliaire.

On préférera le bain à la douche ; on en donnera
un chaque matin, court et tiède, et dans le cas où
il y aurait indication de recourir à la douche, on
se servira de la douche tempérée qui est moins
perturbatrice. Lorsque la colique hépatique n'a
plus reparu depuis des années, il n'y a pas d'inconvénient à prescrire la douche froide, afin d'activer
la circulation hépatique, et de faire disparaître
les dernières traces de la congestion.

Il est de tradition, à Vichy, que trois saisons
sont nécessaires pour éteindre à tout jamais la
colique hépatique. Cette opinion ne repose sur
aucun fondement ; si les premiers phénomènes
douloureux sont de date récente, deux saisons de
trois ou quatre semaines chacune sont suffisantes ;
lorsqu'au contraire les coliques sont répétées et

violentes, qu'elles ont une origine éloignée, cinq ou six saisons sont indispensables. Il vaut mieux aller au-delà qu'en deçà.

Généralement le retour du malade dans son pays est salué par un ou plusieurs accès de colique ; il est à remarquer toutefois que ces accès sont plus courts et moins laborieux que les précédents. C'est dans les six semaines qui suivent le départ de nos thermes qu'il ressent ces souffrances. On les considère à juste titre comme un effet de la cure, et on ne s'en effraie pas. Pendant l'hiver, les accès sont plus rares, et moins aigus ; cette atténuation ne fait que s'accentuer dans la suite.

Les complications inflammatoires de la lithiase biliaire, telles que l'angiocholite, la périhépatite, la cholécystite, contre-indiquent. d'une façon formelle, l'usage des Eaux de Vichy sur place, pendant toute la durée de leur période aiguë. Dans tous ces cas, il faut observer ponctuellement les règles générales que nous avons tracées pour toutes les affections fébriles. Mais une fois ces phlegmasies guéries, l'intervention thermale est nécessaire pour résoudre les produits inflammatoires qui se sont développés à l'intérieur des canaux biliaires ou à leur pourtour. Souvent j'ai vu des vésicules acquérir, par suite d'accès répétés de cholécystite, le volume du poing et devenir d'une dureté pierreuse. J'avoue que dans ces

13

cas, j'ai hésité parfois sur la nature de ces tumeurs, bien que leur mobilité et leur caractère
indolent, éloignassent de moi toute idée de cancer.
Presque constamment la médication alcaline a
éclairé mon diagnostic en amenant la disparition
de la grosseur que j'avais constatée dans l'hypochondre droit. C'est après une diarrhée bilieuse très
abondante que se produisait le plus généralement
cet heureux événement.

L'ictère chronique est une conséquence habituelle de la migration incomplète des calculs
biliaires ; il ne fait pas suite à l'ictère passager
qui se montre à la fin de certains accès de colique
hépatique, il surgit lorsque le calcul trop volumineux, ne peut parcourir le canal cholédoque dans
toute son étendue. L'obstacle au libre passage de
la bile, a une conséquence grave : la suppression
des fonctions du foie. Dans les cas de ce genre,
le traitement de Vichy fait merveille : l'appétit
revient, les fonctions digestives s'opèrent mieux,
l'amaigrissement s'arrête, les forces renaissent,
enfin la teinte jaune s'efface. Néanmoins, pour obtenir ce résultat il faut que la cure soit prolongée
et que les doses d'eau minérale soient élevées.
Cette amélioration, qui se transforme assez rapidement en guérison radicale, est ordinairement
précédée d'un ou plusieurs accès de colique, qui
en poussant le calcul vers l'intestin permettent
alors à la bile de circuler librement.

Si la médication alcaline échoue, c'est au chirurgien qu'incombe la tâche de lever l'obstruction. Grâce à l'asepsie, la laparatomie n'offre plus aujourd'hui que des dangers fort restreints; le malade devra donc s'y soumettre sans hésitation.

III.— Abandonnéés à elles-mêmes, la plupart des affections subaiguës du foie se terminent par la cirrhose, ce qui ne veut pas dire que la cirrhose ne soit jamais primitive; dans ce dernier cas, sa marche est rapide.

A Vichy, cette maladie abonde; toutes les espèces s'y confondent, mais trois variétés principales semblent dominer. La plus commune est assurément la forme atrophique; la forme hypertrophique est un peu moins fréquente; quant à la syphilitique, elle est encore plus rare. Cinq ordres de symptômes dominent toute la scène morbide. Ce sont : les troubles gastro-intestinaux, la teinte sub-ictérique ou ictérique de la peau, la diminution ou l'augmentation de volume du foie, l'ascite, les hémorrhagies diverses.

La cirrhose atrophique est décrite depuis longtemps, j'en dirai autant de la syphilitique; quant à l'hypertrophique elle est de date récente. C'est depuis les remarquables travaux de M. Ollivier et

surtout de M. Hanot que cette affection a pris définitivement rang en pathologie.

Quel que soit le livre de médecine qu'on ouvre,
on voit que le pronostic de la cirrhose atrophique
est toujours funeste. Il est certain que ce processus
morbide est de la plus haute gravité, parce qu'il
retentit vivement sur les organes voisins et même
sur l'économie tout entière, mais à conclure de là
qu'il est fatalement incurable, il y a loin. A la
période de début, si la cirrhose ne rétrocède pas,
elle peut rester stationnaire durant plusieurs
années et n'aboutir que tardivement à la cachexie;
et quelquefois même on peut l'éviter. A la période
d'état, lorsque l'ascite n'est pas très considérable,
elle peut se résorber, et le malade regagne ainsi
le terrain qu'il avait momentanément perdu. Si
l'épanchement devient très abondant, il est certain que les chances de succès diminuent, mais
même alors toute guérison n'est pas impossible.
J'ai vu, il y a quelques années, un malade âgé de
45 ans environ qui avait subi 48 ponctions successives pour une ascite d'origine hépatique. Il
jouissait d'une santé générale excellente. Le nombre de ponctions qu'il avait subies m'avait paru
tellement excessif que j'écrivis à son médecin. Il
me répondit sur le champ que la narration du
malade était parfaitement exacte. Je constatai, il
est vrai, que le foie était encore petit, mais il n'y
avait pas de liquide dans l'abdomen, et en outre
toutes les fonctions s'exécutaient librement. Il y

avait plus d'une année qu'il avait été ponctionné
pour la dernière fois, et rien n'indiquait que la
sérosité eût de la tendance à se reproduire.

Le pronostic de la cirrhose hypertrophique est
moins favorable. Si elle s'accompagne d'hypertrophie notable de la rate, d'héméralopie persistante, le danger augmente. En dehors de ces cas,
j'ai vu maintes fois des améliorations durables, et
si je n'ai pas encore observé de guérisons certaines, c'est probablement à cause du petit nombre
de faits qui me sont passés sous les yeux.

Si on taxe encore d'incurabilité ces deux variétés de cirrhoses, on est moins affirmatif en ce qui
concerne la cirrhose syphilitique. Dans cette dernière maladie, la terminaison par la mort est loin
d'être constante. Je me souviens avoir vu, il y a
près de trois ans, un habitant de Lyon atteint de
cirrhose syphilitique avec ascite assez abondante ;
je reconnus le caractère spécifique de l'affection
hépatique à des exostoses multiples et à des antécédents morbides, qui ne laissaient aucun doute
sur la nature des accidents qu'il avait éprouvés
autrefois. Sous l'influence de l'iodure de potassium, des frictions mercurielles et de l'eau de
Vichy, il guérit très rapidement. Depuis, j'ai eu
de ses nouvelles, et on m'a annoncé que les
désordres qui, en 1885, avaient amené ce malade
à nos thermes, n'avaient plus reparu. Dans ce

cas, quelle part revient au traitement alcalin? Je
l'ignore ; toutefois, il est bon de rappeler que cet
homme absorbait depuis longtemps du mercure et
de l'iodure de potassium sans résultat évident.

J'ai vu si souvent des cirrhotiques améliorés par
le traitement de Vichy sur place, et cette amélioration persister durant un long laps de temps,
que je n'hésite pas à l'appliquer toutes les fois que
l'occasion se présente. Améliorer n'est pas guérir ;
mais dans les maladies chroniques on soulage plus
souvent qu'on ne guérit pas. A la première période
de la cirrhose, alors qu'il n'y a pas encore d'épanchement de sérosité dans l'abdomen, abandonner
la maladie à sa marche naturelle, ce serait com-
mettre une faute impardonnable, d'autant plus
qu'avec un traitement rationnel et une bonne
hygiène on peut obtenir la guérison.

Examinons maintenant quelle doit être la règle
thermale à observer dans les diverses phases de
la sclérose du foie.

Quelle que soit son espèce, cette règle ne varie
pas. Au début, alors que les symptômes ne se traduisent encore que par des troubles digestifs légers,
un peu d'amaigrissement, une teinte très faible-
ment jaune des téguments, une hypermégalie du
foie peu étendue, le traitement alcalin doit être
appliqué dans toute sa rigueur. Tous ces symptômes sont ceux des congestions chroniques, si
bien qu'on a envisagé les engorgements hépatiques

comme étant le prélude de la cirrhose. Il y a quelques différences cependant. Dans les congestions hépatiques, l'accroissement du viscère ne porte guère que sur un lobe, le droit principalement ; souvent même cette augmentation de volume est limitée à une zone peu étendue, tandis que dans la cirrhose, l'hypertrophie atteint l'organe tout entier. De telle sorte, que quand on se trouve en présence d'une congestion lente du foie, on ne sait jamais au juste si elle ne deviendra pas une cirrhose dans un laps de temps déterminé.

A cette période, nous administrons l'eau de la Grande-Grille d'emblée, et à doses élevées. Les hémorrhagies gingivales et nasales qui se produisent parfois à ce moment ne contre-indiquent pas l'emploi de la médication alcaline. Si elles sont trop copieuses, on diminuera les doses, ou même on suspendra la cure pendant un jour ou deux ; voilà les seules modifications que l'expérience nous conseille d'introduire. L'hydrothérapie devra être préférée au bain ; toutefois si l'ictère s'accompagne de démangeaisons vives, comme cela a lieu dans la cirrhose hypertrophique, on donnera chaque jour une douche froide et un bain frais et court. Sous l'influence de la balnéation le prurit se calme. Cependant il est des cas assez nombreux où il résiste avec opiniâtreté à tous les procédés thermaux. On est obligé de recourir alors au bromure de potassium, et au sulfate d'atropine. Ce dernier médicament a donné d'excellents résultats entre les mains de M. Nicolas.

A la seconde période, lorsqu'il y a ascite, que le foie est atrophié d'une façon persistante, que l'amaigrissement est très prononcé, les chances de succès sont beaucoup moindres. Toutefois, je ne pense pas que les eaux de Vichy soient formellement contre-indiquées, mais leur application exige des tempéraments et des compléments. On n'administrera l'hydrothérapie qu'avec prudence, et même si l'épanchement est abondant, on y renoncera ; on n'emploiera pas davantage la balnéation qui affaiblit sans profit ultérieur. On prescrira l'eau de la Grande-Grille à doses modérées, on conseillera le régime lacté, et si l'on soupçonne l'existence de la syphilis on prescrira l'iodure de potassium et les frictions mercurielles. Sous l'influence de cette thérapeutique, il n'est pas rare de voir l'épanchement se résorber complètement et ne reparaître que longtemps après. Il arrive souvent que malgré tout, l'ascite augmente ; si cette éventualité se produit, il faut recourir, sans hésitation, à la ponction. On pourra reprendre ensuite le traitement thermal sans inconvénient, on pourrait presque ajouter avec plus de sécurité et de certitude.

On a prétendu que les eaux de Vichy augmentaient le volume de l'ascite ; cette opinion, qui est

assez accréditée dans le public, ne repose sur
aucun fondement. Tout ce qui peut survenir de
plus fâcheux, c'est que malgré elles l'épanchement
subisse un accroissement notable par le fait même
de la cirrhose, et parvienne à gêner la circulation
thoracique. Quand l'ascite se complique d'œdème
des membres inférieurs, et que cet œdème est
considérable, le plus sage est de s'abstenir ; s'il
est localisé aux pieds seulement, on peut intervenir, on le doit même.

VIII

OBÉSITÉ

I. — La polysarcie est un état pathologique caractérisé par l'hypertrophie générale du tissu adipeux. Chez l'adulte, le poids total de la graisse est d'environ deux kilogrammes, répartie un peu partout, sous la peau et les interstices musculaires principalement. Les régions privilégiées sont l'orbite, les joues, le menton, les mamelles, l'abdomen et les fesses. Dans l'obésité, ces couches graisseuses augmentent de volume, et acquièrent, notamment à l'abdomen, des dimensions énormes ; de plus, il s'en développe d'autres dans des contrées où le tissu adipeux n'existe, pour ainsi dire, qu'à l'état rudimentaire. Le péricarde jouit à ce point de vue d'une faveur toute spéciale.

L'hypertrophie partielle du tissu adipeux ne rentre pas dans le cadre de l'obésité. Le lipôme, les dégénérescences graisseuses des muscles, d'origine cérébrale ou médullaire, constituent des lésions à part. En un mot, il n'y a pas d'obésité partielle.

Arrivé à une certaine période de la vie, l'homme prend physiologiquement de l'embonpoint. Tandis que les os et les muscles subissent un arrêt de développement, le tissu graisseux au contraire a de la tendance à s'accroître : le ventre devient proéminent, les joues s'élargissent, le menton s'étale en gradins successifs. Chez la femme, les formes s'arrondissent, les seins deviennent saillants. Cet état, qui apparaît vers la trentième année, acquiert tout son développement vers la quarantième. Il ne doit pas être confondu avec l'obésité ; mais il peut y conduire, pour peu que l'individu s'abandonne aux plaisirs de la table et à la vie oisive. Dans l'embonpoint, le tissu graisseux répandu dans l'économie est en proportion de la stature de l'individu ; tandis que chez l'obèse il atteint un volume excessif. Nous confondons à tort, dans le langage usuel, l'adiposité avec l'embonpoint ; la première est un état pathologique contre lequel il faut intervenir tandis que le second est un état physiologique qui ne nécessite point les secours de l'art.

La maigreur constitutionnelle, qui est l'apanage de certaines familles, est l'opposé de l'obésité. L'atrophie du tissu adipeux et des muscles est la lésion anatomo-pathologique qui caractérise cet état. Gubler enseignait que : taille moyenne ou petite, épaules inclinées, système osseux grêle, articulations petites, fines attaches, ceinture petite, extrémités mignonnes appelaient l'obésité ; tandis que taille élevée, épaules carrées, os volumineux, articulations grosses, ceinture large, extrémités lourdes entraînaient la maigreur. Cette règle est loin d'être aussi absolue. Mais ce qu'il y a de certain, c'est que la maigreur constitutionnelle prédispose à la tuberculose et au cancer, tandis que l'obèse, au contraire, semble réfractaire à ces maladies générales ; il est vrai qu'il est exposé à une foule d'autres affections viscérales, dont M. P. Jardet nous a esquissé, tout récemment, le sombre tableau.

II. — L'attitude et la démarche de l'obèse sont caractéristiques. Généralement petit, trapu, il marche les jambes écartées afin d'être mieux en équilibre. Ses pas sont lents, rapprochés. L'ampleur de son corps trahit de loin sa présence. Sa face est rouge, bouffie, son triple ou quadruple menton cache sa gorge ; le volume de son ventre soustrait aux regards des curieux le bas de sa personne. Les membres inférieurs, larges et courts, disparaissent sous le voile épais qui les recouvre ; ses membres supérieurs, détachés du corps, en augmentent encore le volume. Vite cet homme est las ; essoufflé, il s'assied sur le premier banc qu'il rencontre et essuie rapidement la sueur qui ruisselle sur son crâne dénudé. Après une

courte promenade, qui est toujours longue pour
lui, il rentre, car se promener est un supplice qu'il
évite le plus possible. Il s'étend alors sur un sopha
et sommeille en attendant l'heure du repas. Son
activité se réveille à table. Autant il est noncha-
lant quand il s'agit d'un travail manuel ou intellectuel quelconque, autant il est empressé dès
qu'il voit mettre le couvert. Manger et boire étant
les soins principaux de son existence, il s'acquitte
volontiers et bien de sa mission.

Les obèses ne sont pas toujours de gros mangeurs, mais ils sont habituellement de grands
buveurs. Ce qui revient à dire que les liquides,
l'eau en particulier, engraisse autant et mieux
peut-être que les solides. Ce dicton a du vrai ; ce
qui l'est non moins, c'est qu'après les repas,
l'obèse éprouve le besoin impérieux de placer en
repos ses muscles de la vie de relation, confiant
seulement à son estomac et à ses intestins le
soin de pétrir les aliments qu'il a ingérés.

Il se couche de bonne heure et se lève tard. Au
lit, il est contraint de tenir la tête haute, et si par
hasard il prend la position horizontale, il a de la
suffocation, des quintes de toux qui sont suivies
d'une expectoration muqueuse abondante. Parfois,
ces étouffements s'accompagnent de phénomènes
graves. Il n'est pas rare, en effet, de trouver des
obèses morts dans leur lit, soit par suite d'as-
phyxie, soit par syncope.

Incapable de tout travail physique, l'obèse est

encore moins propre aux travaux intellectuels. Les
Grecs et les Romains avaient le plus profond
mépris pour les personnes dont l'embonpoint était
excessif. Ils les considéraient comme dénués d'intelligence et de mémoire, et par conséquent peu
aptes aux affaires publiques. Certes, parmi les
les obèses il y a eu des hommes illustres à tous
les âges de l'histoire ; mais généralement ils sont
peu aptes aux lettres, aux sciences, à l'industrie. Au
reste, quand on interroge des gens chargés d'un
embonpoint excessif, ils reconnaissent volontiers
que leur mémoire n'est pas aussi heureuse qu'auparavant. Le cerveau fonctionne lentement, les
pensées, l'imagination font défaut, si bien qu'ils
deviennent indifférents à tout ce qui leur plaisait
jadis et s'adonnent aux douceurs du farniente.

III. — Comment parvient-on à l'obésité ? On
engraisse de deux façons principales : 1º par l'exagération de l'alimentation et surtout par l'abus de
certains mets, notamment les féculents et les matières grasses ; 2º par une tendance des éléments
anatomiques à produire de toutes pièces du tissu
graisseux.

La graisse fait la graisse, dit un vieux proverbe.
Ce n'est rien moins qu'exact. Certains peuples du
Nord de l'Europe et de l'Amérique vivent presque
exclusivement d'huiles et de graisses animales, et

cependant ils n'arrivent jamais à l'obésité. Pour quel motif ? C'est que, par suite de la rigueur de la température, des occupations auxquelles ils se livrent, les combustions sont très actives. Ils dépensent, brûlent à peu près toute la graisse qu'ils ont absorbée en nature.

S'il est un fait clinique bien prouvé, c'est qu'on engraisse plus facilement par l'abus des farineux, que par une nourriture composée exclusivement de substances grasses. Exemple : quand on veut engraisser des animaux en peu de temps, on les gorge de féculents.

Les obèses gros mangeurs font un large abus des pommes de terre et des haricots. On comprend très bien que les gens qui font abus des graisses prennent un embonpoint exagéré : la graisse qu'ils ingèrent, étant mal détruite, se dépose dans les mailles du tissu adipeux de l'économie. Mais pour ceux qui vivent surtout de farineux, on ne peut pas invoquer une semblable loi physiologique. En effet, sous l'influence de la salive et du suc pancréatique, les amidons sont transformés d'abord en dextrine, puis en glycose et sont finalement éliminés sous forme d'acide carbonique et d'eau. Ces aliments ne peuvent donc servir en rien à augmenter la graisse animale. Mais, afin d'expliquer l'engraissement chez ceux qui abusent des farineux, on a prétendu que les fécules agissaient surtout comme aliment d'épargne, en favorisant la fixation de l'albumine. S'ils sont administrés en quantité suffisante, toute la graisse qui provient du dédoublement de l'albumine est fixée telle qu'elle, tandis qu'en l'absence de féculents, elle subit de nouveaux processus de décomposition. Ce rôle des matières albuminoïdes est assez accrédité en Allemagne.

Ces explications, si elles ne sont pas erronées, ne sont pas à l'abri de toute critique. La clinique nous apprend, en effet, qu'on peut devenir obèse en mangeant peu et en buvant beaucoup, en mangeant de tout avec abondance ; et qu'on peut ne pas engraisser en ne vivant que de graisse et de féculents. A l'appui de cette assertion, nous citerons l'exemple de nos paysans. Ils vivent surtout de lard (substance grasse), de haricots, pommes de terre et pain (féculents), et cependant ils sont ordinairement maigres! Donc, l'alimentation quotidienne ne paraît pas jouer dans l'engraissement un rôle prépondérant.

La cause réelle de l'obésité provient de l'individu lui-même, de son genre de vie plutôt que de la nature de ses aliments. C'est, dit M. Bouchard, le défaut d'oxydation des graisses élaborées, par les éléments anatomiques, qui est la cause ordinaire de l'obésité. La graisse se forme par la désassimilation de la substance azotée; et si normalement, continue M. Bouchard, ces aliments contiennent peu de graisse, c'est que l'oxydation l'a détruite peu après sa formation. Donc, si l'apport de l'oxygène, pour un motif quelconque, vient à diminuer, il y a accumulation de graisse dans l'économie ; s'il est exagéré, il y a amaigrissement.

IV. — Y a-t-il des affections ou des états particuliers qui prédisposent à l'obésité ? Les maladies chroniques qui conduisent à la polysarcie ne sont pas très fréquentes ; parmi elles, l'hystérie occupe le premier rang. Certes, les hystériques maigres ne manquent pas ; mais les hystériques obèses sont au moins aussi nombreuses, et chez ces dernières, le corps acquiert des dimensions énormes.

M. Bouchard attribue à la dyspepsie acide, le privilège de faciliter l'accumulation de la graisse. Assurément la dyspepsie est la compagne fidèle de l'obésité ; mais le plus souvent elle est le résultat et non la cause de cet état pathologique. L'obèse, avons-nous dit, est un grand mangeur et un gros buveur ; qu'y a-t-il d'étonnant qu'il devienne dyspeptique un jour ou l'autre ?

J'en dirai autant des congestions chroniques du foie. Il est rare que chez les polysarciques, ce viscère ait conservé son volume normal ; presque toujours il dépasse de plusieurs travers de doigt les fausses côtes. Certains médecins allemands ont voulu insinuer que l'obésité était due à un état de torpeur du foie. C'est pousser trop loin le désir

de tout expliquer. L'hypermégalie du foie est produite par l'accumulation de graisses dans les cellules de l'organe. En somme, il se produit ici ce
qui se fait ailleurs : une hypertrophie du tissu adipeux. C'est donc une conséquence et non une cause
de l'obésité.

La grossesse, surtout la première, et la lactation,
amènent souvent la polysarcie ; il en est de même
de l'aménorrhée. Sur 51 femmes obèses, M. Bouchard a constaté que, dans 17 cas, l'obésité débuta
immédiatement après la première grossesse.

Différentes maladies chroniques sont en relation étroite avec l'obésité. Les lithiases biliaire et
rénale, la goutte, le diabète sont de ce nombre.
C'est que toutes ces affections sont de même nature ; ce sont des branches d'un même tronc.

V. — Comment remédie-t-on à l'obésité ?

Si, à dater d'un certain âge, il est assez facile
d'engraisser, une fois gras, il n'est pas toujours
aussi aisé de maigrir. Les formules thérapeutiques dirigées contre l'obésité ne manquent pas ;
ces dernières années surtout, il y a eu une véritable éclosion de « recettes ». Il en est quelques-
unes qu'il est bon de signaler, parce qu'elles
offrent un réel intérêt.

Pour remédier à l'obésité, deux indications
principales sont à remplir : 1º détruire la graisse

excédante ; 2° s'opposer à sa formation. On s'est dit : l'obèse mange trop, abuse des féculents et des matières grasses ; supprimons-les et il maigrira. Dans ses lettres sur la corpulence, Banting conseille de vivre de la façon suivante :

DÉJEUNER : 9 heures du matin, avec cinq ou six onces de bœuf, mouton, ou de viande froide quelconque, sauf porc ou veau, une once de pain grillé ; une grande tasse de thé ou de café sans sucre, sans lait. En tout, six onces de nourriture solide, neuf onces de liquide.

DINER : 2 heures du soir, cinq ou six onces de poisson quelconque, excepté saumon, hareng, anguille, un légume, excepté pommes de terre, betterave, navet et carotte ; une once de pain grillé, de la volaille ou du gibier ; deux ou trois verres de bon vin rouge. En tout, dix à douze onces de nourriture solide et dix onces de liquide.

THÉ : 6 heures, avec deux ou trois onces de fruit cuit ou échaudé et une tasse de thé sans lait ni sucre. En tout, deux à quatre onces de nourriture solide et neuf onces de liquide.

SOUPER : 9 heures du soir, trois ou quatre onces de viande ou de poisson, un verre ou deux de vin rouge. En tout, quatre onces de nourriture solide et sept onces de liquide.

A l'heure du coucher, au besoin, un grog de
genièvre ou d'eau-de-vie sans sucre, ou un verre
ou deux de vin rouge.

Il est incontestable qu'avec un régime aussi
sévère, les obèses doivent maigrir. Mais combien
peu se prêteront à ces exigences diététiques ? Les
polysarciques étant ordinairement gros mangeurs,
il ne faut pas les astreindre immédiatement à un
régime austère. Cependant, dès le commencement
du traitement, on peut les priver d'aliments féculents, sucrés, et de substances grasses ; mais il
ne faut point conseiller des rations trop exiguës.
On ne doit y parvenir qu'insensiblement. Chaque
semaine on diminuera le poids des mets, jusqu'à
ce qu'on ait atteint un minimum proportionné à
la taille de l'individu.

Pour dégraisser les obèses, Mac Claren enga-
geait les hommes à courir, aucun exercice ne
faisant mieux disparaître la graisse interne, aucun exercice ne valant mieux que celui-là pour
obtenir un pareil résultat. Il est bien entendu que
l'exercice ne doit pas dépasser la limite de ce qui
peut être fourni, et il est entendu aussi que l'on
doit faciliter l'exercice à fournir par un régime
et un repos proportionné.

Certes, l'exercice corporel est très salutaire à
l'obèse, mais comment faire courir des gens qui
peuvent à peine marcher. Le pourraient-elles, les
femmes ne le voudraient pas. Une promenade

après chaque repas, en ayant soin de la faire chaque jour plus longue, sera suffisante dans la pluralité des cas.

Les purgatifs salins, en augmentant les sécrétions intestinale et hépatique, contribuent largement à la diminution de la graisse en excès. C'est même à cause de cette propriété physiologique que quelques stations thermales se sont attribuées une espèce de spécialisation dans le traitement de l'obésité. Marienbad, en Allemagne, Brides, en France, sont de ce nombre. Mais est-ce à ces eaux seulement que l'on doit la diminution de la polysarcie ? Pour ma part, je suis convaincu que la diététique sévère, qu'on observe dans ces stations, contribue plus que l'eau qu'on y absorbe, aux succès de la cure. Quoi qu'il en soit, ces effets sont de deux ordres : immédiats et médiats. Les premiers sont merveilleux ; en 30 jours, les malades perdent une notable quantité de leur poids ; quant aux seconds, ils sont moins positifs. En effet, lorsque le malade a quitté la station, il récupère peu à peu ce qu'il avait perdu, et quand il revient, l'année suivante, il ne pèse guère moins que l'année précédente à pareille époque.

Les alcalins remplissent beaucoup mieux le but que l'on veut atteindre. La graisse à l'état d'émulsion ou de blocs graisseux ne se brûle pas, dit M. Bouchard, il faut donc chercher à la dissoudre. Or, pour faciliter cette dissolution, il faut s'adresser aux alcalins médicaments, comburants par

excellence. D'après Worthington, les alcalins
agissent moins en favorisant la destruction de la
graisse qu'en en diminuant la formation, par nutrition ou par dédoublement de principes organiques.

Jusqu'ici, la médication alcaline a été peu employée dans le traitement de l'obésité. Ce n'est
incidemment, que quand le malade était atteint
de lithiase biliaire, de goutte ou de toute autre
affection de même nature qu'on est intervenu.
Pourquoi cette abstention ? La crainte d'anémier
les malades est, selon moi, la cause principale
qui a décidé les médecins à diriger leur regard
d'un autre côté. Ne voyons-nous pas, en effet,
M. Demange écrire, tout récemment encore dans
le *Dictionnaire des Sciences médicales* : « Que
dans l'obésité il faut proscrire les alcalins, parce
qu'ils conduisent à la cachexie ».

Nous nous sommes expliqué souvent sur les
prétendues propriétés cachectisantes des eaux
alcalines. Nous avons montré, après MM. Pupier
et de Lalaubie, combien ces craintes étaient pué-
riles. Nous n'y reviendrons pas aujourd'hui ; nous
nous contenterons seulement de plaindre ceux qui
y croient encore, et de blâmer les caudataires de
Trousseau qui ont répandu dans le public cette
hérésie scientifique.

Les Eaux de Vichy constituent la médication
par excellence de l'obésité. Elle remplit en effet
très exactement les deux indications que nous

avons formulées : en vertu de son pouvoir altérant, elle dissout la graisse excédante, et en activant les fonctions du foie, elle préside à son élimination. La première propriété n'est guère discutée, la seconde a besoin de quelques explications.

Conheim prétend que la bile fait défaut chez les obèses. Cette opinion est admise aujourd'hui par M. Bouchard. Or, les alcalins ayant le don d'augmenter la sécrétion biliaire, cette sécrétion chez l'obèse devient plus abondante. D'un autre côté, l'écoulement de la bile dans l'intestin entraîne constamment une certaine quantité de graisse. En activant donc cette sécrétion, les alcalins favorisent l'élimination d'une plus grande quantité de matériaux gras. De plus, les alcalins font passer la bile à l'état basique ; il s'ensuit que les fonctions pancréatiques sont accélérées, qu'une plus grande quantité de graisse passe à l'état de glycérine et d'acides gras, qui deviennent plus aisément combustibles (Bouchard).

En 1854, Petit écrivait dans l'*Union Médicale* :
« Les malades qui sont soumis à l'usage, longtemps continué, des Eaux de Vichy, et à une dose un peu élevée, perdent de leur embonpoint, et cet effet est surtout remarquable chez ceux qui arrivent à Vichy avec une très grande obésité. Le ventre diminue particulièrement alors de volume, et malgré cette perte d'embonpoint, les fonctions restent parfaites ; communément même, leur santé générale s'améliore d'une manière très sensible,

en même temps que leur respiration, que gênait leur excès d'obésité, devient plus libre ; ils prennent des forces, et retrouvent plus ou moins l'agilité qu'ils avaient perdue.

» Un certain sujet, très obèse, ayant fait usage des Eaux de Vichy pendant deux mois et demi, sans avoir rien changé à son régime, perdit onze kilos et demi de son poids. »

Tous les médecins qui ont exercé depuis cette époque à Vichy, n'ont pu que constater la justesse de l'appréciation de Petit. Dans cette station thermale on maigrit généralement, l'amaigrissement est d'autant plus prononcé que la cure a été plus longue et mieux suivie. Pour une saison de trente jours, la diminution oscille entre 5 et 10 kilog. Là ne s'arrête pas l'action réductrice des Eaux de Vichy. Quand le malade a quitté la station, s'il continue à faire usage de boissons alcalines ; s'il observe une hygiène rigoureuse, l'amaigrissement continue. Le plus grand nombre, nous devons l'avouer, négligent cette précaution salutaire ; tous croient, en effet, qu'une fois leur saison terminée, ils peuvent se livrer à leurs fantaisies culinaires d'antan. Malgré cette inobservance de tout régime approprié, il est rare que l'obèse ait repris, la saison suivante, son poids primitif. Chaque année amène une résorption des masses adipeuses ; la deuxième moins que la première, et la troisième moins que la précédente. Enfin, si on continue les cures thermales, on arrive à un minimum de poids qu'il est impossible de dépasser.

Doit-on imputer aux Eaux de Vichy ces diminutions sensibles de poids, constatées par tous les observateurs ? Il n'y a aucun doute à conserver sur ce point. Dans cette station, les malades, quels qu'il soient, mangent trop et de tout, enfreignant en cela les conseils qui leur sont donnés. Comme tous les autres, les obèses obéissent à cette règle absolue, d'autant plus qu'ils ont un excellent appétit et qu'ils trouvent sur les tables d'hôte les moyens de l'assouvir.

De même que les diabétiques, tous les obèses ne se ressemblent pas. La polysarcie de l'enfance, qui acquiert avec l'âge les dimensions les plus extraordinaires, résiste mieux à nos moyens thermaux que les autres formes morbides. Il est vrai qu'elle constitue une classe à part, et qu'outre l'hypertrophie générale des tissus adipeux, elle coïncide avec une diminution de calibre de tout le système vasculaire. Je n'ai jamais remarqué que, dans ces cas, les Eaux de Vichy amenassent une réduction appréciable.

L'obésité des femmes névropathiques est moins rebelle que la précédente, bien qu'elle résiste encore avec assez d'opiniâtreté. Cette résistance provient moins de la nature de la polysarcie que des obstacles apportés au traitement par l'état nerveux. En effet, chez les hystériques, quels que soient leur corpulence et leurs malaises particuliers, ont ne peut qu'être avare des Eaux de Vichy, pour plusieurs raisons que nous avons expliquées ailleurs. Or, dans l'obésité, si on veut diminuer les masses graisseuses, il est indispensable que la cure soit longue, et que les Eaux soient administrées *larga manu ;* toutes choses qu'il est impossible d'obtenir chez des nerveux. La variété qui cède le plus sûrement à nos moyens thermaux, c'est l'obésité torpide. Atteignant des individus mous, enclins à la paresse ; se développant vers la trentième année, elle diminue d'une manière constante, quand elle ne disparaît pas à tout jamais. Il en est de même de l'obésité liée à la première grossesse ; elle rétrocède presque toujours, à moins que des grossesses ultérieures ne viennent imprimer un nouvel essor à l'adiposité.

Aucune source ne jouit du précieux avantage de s'attaquer spécialement à l'obésité. Cependant la Grande-Grille est plus souvent ordonnée que ses congénères, d'abord parce qu'elle est généralement très bien supportée, et qu'ensuite elle possède une réelle action sur la sécrétion biliaire. Le plus ordinairement nous commençons par trois verres, et nous arrivons rapidement à six, chiffre que nous ne dépassons guère.

Le traitement externe offre peut-être plus d'importance que dans les autres affections tributaires des Eaux de Vichy. Afin de faire fonctionner la peau, nous prescrivons un bain alcalin quotidien, de 40 minutes de durée et un peu chaud. La balnéation est ordinairement bien supportée par les obèses mous, et chez eux, elle réussit à merveille ; mais chez les personnes hystériques, on est obligé de la remplacer par l'hydrothérapie qui est la médication par excellence des affections nerveuses.

Parmi les moyens extra thermo-minéraux, nous appellerons l'attention sur le massage et le bain de vapeur. Ce dernier surtout produit des résultats immédiats, vraiment étonnants. — Après chaque séance, il n'est pas rare, en effet, d'être témoin d'une diminution de poids de 1,200 grammes.

M. Bouchard a, contre la sudation, des préventions qui me semblent peu justifiées. Il allègue que ce moyen ne fait perdre au malade que peu de graisse, et que les déperditions aqueuses, qu'on observe après chaque bain de vapeur, sont constituées par de l'eau que le sang a empruntée aux tissus. J'ai employé fréquemment le bain de vapeur dans l'obésité, et quand il est bien toléré, je n'hésite pas à déclarer que c'est le meilleur adjuvant extra thermo-minéral que nous possédions.

IX

MALADIES DE L'UTÉRUS

Nous arrivons maintenant aux affections contre lesquelles Vichy n'a pas une action curative de premier ordre. Dans la lithiase biliaire, la goutte et le diabète, les alcalins jouent presque le rôle de spécifique, tandis que dans les histéro-phlegmasies et le rhumatisme, ils possèdent des équivalents nombreux. Pour ce motif, notre sujet est forcément très limité ; aussi les quelques pages qui vont suivre seront-elles consacrées uniquement aux cas pathologiques qui relèvent plus particulièrement de la médication vichyssoise.

C'est par les affections de l'utérus et de ses annexes que nous allons commencer.

Depuis quelques années, la chirurgie a détrôné la médecine, en ce qui concerne le traitement des maladies utérines.

Grâce aux pansements antiseptiques, elle a pu guérir ce qui, naguère encore, était réputé comme absolument incurable. Les stations thermales ont ressenti cruellement le contre-coup de cette évo-

lution que d'aucuns considèrent encore comme une
usurpation. Est-ce à dire pour cela que dans tous
les cas il faille rcourir à l'instrument tranchant ?
Tel n'est pas notre avis. Lorsque l'affection est de
date relativement récente, la médecine est capable
d'enrayer la marche du processus inflammatoire ;
la chirurgie ne doit intervenir qu'au moment où
cette dernière s'est déclarée impuissante. Dans
toute lésion utérine, c'est donc d'abord à la médecine ordinaire qu'il faut s'adresser, et lorsque ses
ressources sont épuisées on doit recourir ensuite
aux eaux minérales et, en dernier ressort, à l'intervention chirurgicale. Vouloir toujours enlever
est aussi présomptueux que vouloir toujours conserver.

Il y a une trentaine d'années, on prétendait que
les kystes de l'ovaire subissaient à Vichy un travail de régression qui, peu à peu, les conduisait à
la disparition complète. C'était une simple vue de
l'esprit à qui une théorie erronée avait donné
naissance. On s'était dit : puisque les eaux alcalines jouissent de propriétés résolutives indiscu-
tables, pourquoi les kystes ovariques leur résiste-
raient-ils ? Et, pour faire passer cette hypothèse
dans le domaine de la réalité, on cita quelques
exemples de kystes de l'ovaire qui s'étaient effa-
cés grâce à la médication vichyssoise.

Il ne m'a jamais été donné de faire une semblable constatation ; dans tous les cas que j'ai eu à
traiter mes efforts ont été infructueux. La poche s'est

élargie insensiblement et a envahi peu à peu la plus grande partie de la cavité abdominale ; finalement c'est au chirurgien que mes malades ont dû s'adresser pour être débarrassées de leur fardeau.

Je ne nie pas la diminution, ni même la disparition de quelques kystes de l'ovaire, après une ou plusieurs cures à Vichy, puisque des praticiens recommandables en ont observé des exemples, mais ce que je conteste formellement, c'est que ce travail de régression partielle ou totale soit imputable à nos eaux. En effet, les kystes ovariens n'évoluent pas tous de la même façon : les uns grossissent rapidement, les autres d'une manière insensible, si bien que les malades peuvent vivre en leur société, sans en être trop incommodées ; il en est enfin qui, après avoir acquis un grand développement, s'affaissent et finissent par n'être plus appréciables à la palpation, sans qu'on puisse en deviner le motif. C'est sans doute à des cas de ce genre, tout à fait exceptionnels, il faut le reconnaître, qu'ont eu affaire ceux qui ont prôné les eaux de Vichy contre ces tumeurs abdominales. Une expectation bien comprise eut probablement amené un résultat analogue.

Les fibromes utérins ne sont pas plus influencés par la médication alcaline que les kystes de l'ovaire. Toutefois, si aujourd'hui on est à peu près unanime pour refuser aux eaux de Vichy une propriété quelconque, dans les kystes de l'ovaire, il n'en est pas de même en ce qui concerne les fi-

bromes. D'après M. Durand-Fardel, Vichy possède
une action résolutive considérable au sujet de ces
tumeurs, avec cet avantage que loin de favoriser
les règles exagérées ou les hémorrhagies proprement dites, elles les modèrent ou les arrêtent ; et
il a vu, maintes fois, des écoulements sanguins
continus cesser pendant le traitement thermal et,
en particulier, pendant l'usage des bains de piscine
prolongés. Il conclut, de là, que l'ensemble des
tumeurs diminue, que les engorgements récents et
peu étendus disparaissent, et que, même par la
répétition du traitement, des fibromes d'un volume
très appréciable finissent par ne plus exister.

Il ne m'a jamais été permis d'observer une
pareille terminaison. Il est donc probable que
M. Durand-Fardel a pris pour un résultat curatif
des bains de piscine, ce qui n'est qu'un fait assez
habituel dans la marche de ces tumeurs. En effet,
tant que la femme est réglée, les fibromes augmentent de nombre et de volume ; mais dès que
l'heure de la ménopause a sonné, ils tendent à ré-
gresser, et peu à peu finissent par diminuer notablement de grosseur. Devant l'affirmation si catégorique de M. Durand-Fardel, il est probable que
c'est à des cas de ce genre qu'il a eu affaire.

Si Vichy est à peu près inefficace contre les
tumeurs de l'utérus, il est salutaire contre les inflammations chroniques de voisinage dont cet
organe est le point de départ. La péritonite partielle, le phlegmon pelvien sont avantageusement

modifiés par nos procédés balnéaires. Nous ne parlons pas bien entendu de la forme aiguë de ces affections, mais de leurs suites, de leurs reliquats habituels. A chaque fatigue physique, il se déclare, au niveau du foyer primitif, une poussée conges- tive qui provoque la formation d'adhérences ; de telle sorte qu'au bout de peu de temps, l'utérus se trouve immobilisé dans une ceinture de néo-mem- branes. Ces poussées s'accompagnent de douleurs hypogastriques et lombaires assez vives pour obliger la malade à garder la position horizontale ; il survient de la fièvre, de l'inappétence ; les règles, devenues irrégulières, sont tantôt copieuses, tantôt à peine appréciables. Outre la stérilité, qui est la conséquence presque inévitable de ce travail sub-inflammatoire si sujet aux rechutes et aux récidives, les forces s'épuisent et la santé géné- rale dépérit.

Obtenir la cicatrisation de ces foyers mal éteints, détruire les adhérences qu'ils ont amenées à la longue, éviter la formation de nouvelles brides, constituent les indications thérapeutiques à rem- plir. Les eaux minérales qui possèdent des pro- priétés résolutives évidentes et fortes, sont seules appropriées aux cas de cette nature. Lorsque la malade est notablement amaigrie, par de longues souffrances, par un repos prolongé au lit, qu'elle est anémiée, c'est aux bains de mer et aux sta- tions chlorurées sodiques qu'il faudra recourir sans hésitation ; si au contraire elle est encore vi-

15

goureuse, ou pourvue d'un certain degré d'embonpoint, c'est à Vichy qu'elle devra être adressée.
Les effets bienfaisants de la cure ne tarderont pas
à se faire sentir : tout d'abord les règles se modi-
fieront, et ensuite les douleurs hypogastriques et
lombaires se dissiperont, de telle sorte que la station debout et la marche deviendront possibles.

Si le travail inflammatoire intéresse le paren-
chyme de l'utérus, ou la muqueuse qui tapisse sa
cavité, si l'on se trouve en face de ce qu'on désigne
communément sous le nom d'engorgement du col,
et de catarrhe utérin, les eaux de Vichy se bornent
au rétablissement de la santé générale et n'ont
pas d'action bien décisive sur le processus phlegmasique, contre lequel on les administre. En effet,
l'appétit renaît assez vite, la digestion s'améliore,
la constipation cède, mais l'écoulement muco-
purulent ne change ni d'odeur ni de nature. Il
reste en outre aussi abondant que par le passé.

Qu'il s'agisse de pelvi-péritonites chroniques,
de catarrhes utérins ou d'engorgements du col de
l'utérus, la médication alcaline est à peu près toujours la même. C'est sur la balnéation qu'on devra
insister pendant toute la durée de la cure. Le bain
de piscine à 34° jouit, en pareil cas, de la faveur
générale. Il offre en effet le précieux avantage de
permettre à la malade de rester plusieurs heures
sous l'eau et de s'y mouvoir en toute liberté.
C'est une considération qui a bien sa valeur, car,
lorsqu'on doit combattre des produits organisés

ou en voie d'organisation, profonds et étendus, qu'on veut imprimer à une partie de l'économie, une modification appréciable et persistante, une immersion plus longue que de coutume n'est pas superflue. Toutefois les bains de piscine offrent un inconvénient majeur, qui fait perdre de vue les avantages qu'on peut en retirer. En effet, l'eau des bassins se renouvelle lentement. Or, les malades qui s'y baignent, sont le plus souvent, atteints d'affections utérines et de catarrhes vésicaux. Elles éliminent donc du pus d'une façon continue ou tout au moins intermittente. Outre la promiscuité qui ne plaît pas à tout le monde, mais qui est, dans l'espèce, de mince importance, il y a la contagion à redouter ; et à coup sûr, le viscère le plus susceptible d'être contaminé, c'est l'utérus.

Au bain de piscine on adjoint assez couramment la douche vaginale, surtout quand il s'agit de catarrhes utérins ou d'engorgements du col. Signalons d'abord ses avantages : Elle nettoie le vagin et le débarrasse de tous les liquides muco-purulents qui séjournent dans ses culs de sacs et irritent sa muqueuse. Si le liquide dont on se sert était stérilisé, il est certain que la douche vaginale produirait d'excellents résultats sur toutes les parties qu'elle toucherait ; mais malheureusement il est loin d'en être ainsi. L'eau est impure, voilà son grand inconvénient. Les nombreux microbes qu'elle renferme proviennent, pour une part, d'elle-même, et pour l'autre, des tuyaux qui l'amènent. Le second désavantage de la douche est de posséder une pression trop forte, et de provoquer ainsi, sur le col de l'utérus, un choc qui peut devenir le point de départ de nouvelles poussées inflammatoires. Dans ces dernières années, j'ai eu à déplorer trois accidents de ce genre que je ne peux imputer qu'à un contact prolongé de l'eau sur un utérus altéré, ou à sa qualité infectieuse. Toutefois, si la malade ne peut remédier à ce dernier inconvénient, elle peut toujours, avec un peu de discernement et de prudence, éviter les effets d'une pression exagérée. Mais, dans la pratique thermale habituelle, il est impossible de combler les desiderata que je viens d'énumérer ; aussi j'ai dû délaisser en partie les bains de piscine et les douches vaginales. J'ai remplacé les premiers par les bains de baignoire prolongés, et les secondes, par des injections quotidiennes avec l'eau de la Grande-Grille pure, et je n'ai eu jusqu'ici qu'à me louer de ces procédés. Dans beaucoup de cas, j'y joins des accessoires thermaux ; l'hydrothérapie et les bains de siège à eau courante. Le bien-être immédiat qu'en éprouvent les malades ne contribue pas peu au rétablissement définitif de leur santé.

Le traitement interne est tout à fait superflu, si les fonctions digestives sont intactes ; mais malheureusement les troubles gastro-intestinaux sont la règle dans les affections chroniques de l'utérus, de telle sorte que quand une femme mariée se plaint de dyspepsie, on doit toujours soupçonner quelque désordre du côté de cet organe. Dans ce cas, c'est la source de l'Hôpital que je prescris, et en peu de temps les troubles gastro-intestinaux cessent. Pour combattre la constipation, je recours, sans hésitation, à la douche ascendante rectale qui n'a pas l'inconvénient de la douche vaginale.

En résumé, les Eaux de Vichy triomphent plus sûrement des inflammations chroniques péri-utérines, que des métrites ou des endo-métrites.

X

DU RHUMATISME

Un volume ne suffirait pas pour résumer toutes les opinions qui ont été émises sur le sens qu'il faut attribuer au mot rhumatisme ; aussi, de crainte d'augmenter la confusion qui règne dans les ouvrages didactiques, nous nous abstiendrons de définir cette affection.

L'arthritisme est le père de la goutte et du rhumatisme ; la lithiase biliaire, la gravelle urique, l'obésité, le diabète, l'eczéma, l'asthme, les névralgies, la dyspepsie en sont les petits enfants. Il faut croire qu'entre la sœur et le frère, qu'entre la goutte et le rhumatisme, les ressemblances sont frappantes, car il est souvent difficile de les reconnaître. Quant à la descendance arthritique, il est encore plus difficile d'en établir la souche véritable. En effet, si l'on peut savoir assez exactement quel est l'arbre généalogique, on ignore souvent quelle est la branche qui lui a donné naissance. Cette obscurité provient de ce que les antécédents

héréditaires ne sont pas toujours fidèlement repré-
sentés, et aussi du croisement des races.

Supposons, en effet, qu'un rhumatisant s'allie à
une famille de goutteux, les enfants pourront être
ou rhumatisants ou goutteux, si l'un des généra-
teurs l'emporte sur l'autre, mais aussi ils pourront
tenir à la fois du goutteux et du rhumatisant. Ces
cas hybrides mal délimités sont très fréquents.
Une seconde hypothèse est encore possible ; de
cette union il peut naître des individualités qui
ne soient ni goutteuses ni rhumatisantes, mais
atteintes tantôt d'obésité, tantôt de gravelle, ou
de diabète.

Cette lignée morbide collatérale relève ici du
rhumatisme, là au contraire de la goutte.

Pour la gravelle urique, le doute n'est pas permis : elle a des rapports familiaux plus étroits
avec la podagre qu'avec le rhumatisme. M. Bouchard prétend que la goutte est annoncée une fois
sur huit par la gravelle des ascendants. Cette proportion n'a rien d'exagéré. Avant lui, tous les médecins connaissaient cette alliance. Trousseau prétendait même que la gravelle était une manière
d'être de la goutte larvée.

La lithiase biliaire, au contraire, semble avoir
plus d'affinité pour le rhumatisme que pour la
goutte ; d'après mes notes elle se montrait 75 fois
sur 100 dans le rhumatisme et 25 fois sur 100
dans la goutte.

L'obésité partage à peu près exactement ses

faveurs : elle semble, en effet, procéder autant de l'un que de l'autre. Tandis que l'inverse a lieu pour le diabète. Dans cette dernière manifestation pathologique, les différences sont même assez accusées. Comme antécédent de famille, le rhumatisme est noté par M. Bouchard, au moins dans la moitié des cas ; la goutte, au contraire, est à peine signalée chez le dixième des glycosuriques.

Les névralgies, surtout la sciatique, sont si habituelles dans le rhumatisme qu'on les considère comme une expression de cette maladie.

L'eczéma dérive plutôt du rhumatisme que de la goutte, tandis que l'asthme procède plus volontiers de la seconde que de la première affection.

Quant à la migraine, elle s'éloigne assez sensiblement des autres dérivés arthritiques ; il est même impossible de la placer dans un groupe quelconque. Trousseau lui assignait une origine goutteuse comme pour l'asthme, mais l'observation clinique n'a pas sanctionné cette opinion.

Ainsi que la goutte, le rhumatisme revêt une foule de formes. Tous les organes sont susceptibles d'être attaqués par lui. Tantôt ce sont les muscles, ailleurs les synoviales, ici les tissus fibreux, là les os et les cartilages qui sont maltraités.

Plus l'organe atteint est profond, plus le pronostic est défavorable. C'est ainsi que le rhumatisme noueux progressif, qui donne lieu à des difformités si bizarres, est manifestement incurable.

Celui qui est localisé sur les synoviales et les tissus fibreux est plus accessible aux moyens thérapeutiques que nous avons à notre disposition, car les raideurs articulaires, les ankyloses sont plus susceptibles d'être corrigées. Quant au rhumatisme musculaire, aux névralgies, qu'elles soient erratiques ou fixées sur un tronc nerveux, elles finissent toujours par céder. Cette règle souffre peu d'exceptions.

Dans le rhumatisme osseux, moins les os atteints sont volumineux et nombreux, plus le malade a de chances d'être soulagé par le traitement thermal ; c'est ainsi que dans le rhumatisme d'Heberdeen on peut espérer enrayer la marche de l'affection, plutôt que dans le rhumatisme noueux. D'autre part, le rhumatisme osseux mono-articulaire est moins rebelle que le poly-articulaire progressif.

On observe les mêmes différences dans le rhumatisme des synoviales et des tissus fibreux. Si ce sont les petites jointures qui sont atteintes, ou si une seule articulation est touchée, le traitement a une action plus sûre et plus rapide que si ce sont les grosses articulations qui sont intéressées, ou que si on a affaire à du rhumatisme poly-articulaire.

Nous n'insisterons pas davantage sur ces différents points.

Toutes les variétés cliniques de rhumatisme sont-elles justiciables des eaux minérales ?

Le rhumatisme noueux défie les efforts des hydrologues de tous les pays, bien que plusieurs de nos confrères prétendent en avoir guéri un assez bon nombre de cas dans le cours de leur carrière médicale. Il est probable que leurs malades « soulagés ou guéris » étaient atteints de cette forme de rhumatisme dont nous devons la description à Jaccoud, et qu'il a appelée rhumatisme fibreux.

Les nodosités d'Heberdeen, que M. Charcot a différenciées à juste titre de la goutte, offrent une ténacité moins grande à nos ressources thermales. Les aspérités que l'on constate à l'extrémité des phalanges, et qui constituent la caractéristique même de l'affection, peuvent céder à un traitement bien coordonné. Le fait est rare cependant ; mais ce qui l'est moins, c'est de voir ces aspérités diminuer dans de sensibles proportions.

Le rhumatisme chronique simple, qu'il succède à la forme aiguë ou qu'il soit chronique d'emblée, est le type clinique qui se trouve le mieux de l'intervention des eaux minérales. Généralement multiple, il ne présente pas de déformations trop tenaces ; la raideur articulaire, les ankyloses et les atrophies qui lui forment cortège s'améliorent toutes dans un laps de temps déterminé.

Le rhumatisme musculaire, dont le lumbago est la variété ordinaire, et les névralgies, dont la sciatique est le type le plus commun, résistent encore moins à nos procédés thermaux.

Y a-t-il des eaux minérales spéciales contre le rhumatisme ?

Pendant longtemps, les sulfureuses et les sulfurées ont joui de la réputation de guérir seules et radicalement les rhumatisants. Les formes les plus graves ne semblaient même pas résister à leur action puissante. Aujourd'hui, tout en reconnaissant à ces eaux le mérite qui leur est dû pour les services qu'elles ont rendus et qu'elles sont appelées à rendre encore, il faut avouer que l'art médical a joué un plus grand rôle dans les succès qu'elles ont remportés que leur composition chimique même. Mais comme l'art médical peut se rencontrer partout, aussi bien dans les stations arsenicales que chez les chlorurées sodiques et les bicarbonatées ou les indéterminées, il s'ensuit que le monopole qui avait été accaparé par les sulfureuses a pris fin.

Pour obtenir des résultats certains et durables contre le rhumatisme, une condition essentielle est indispensable : il faut que les eaux minérales possèdent une thermalité élevée. Du moment que le traitement externe doit prédominer, peu importe leur composition et leur degré de minéralisation. Connaissant mal les causes qui chez l'un ont provoqué des nodosités d'Heberdeen, chez un autre un rhumatisme chronique, chez un troisième un rhumatisme musculaire, ce sont les effets qu'il faut chercher à combattre et à limiter. Or, pour remédier à une direction vicieuse d'un membre, corriger une ankylose fibreuse, rétablir les mouvements d'une articulation qui est restée immobile durant des mois et des années, il faut une eau chaude, une eau athermale étant incapable de remplir le but auquel on tend.

Loin de nous la prétention de revendiquer pour Vichy seul le traitement hydriatique du rhumatisme ; beaucoup de stations, soit françaises, soit étrangères, peuvent être fort avantageuses dans cette affection si universellement répandue ; mais ce que nous voulons faire ressortir pleinement, c'est que Vichy possède dans son sein des sources suffisamment chaudes pour répondre à toutes les indications.

Nous avons dit plus haut que le rhumatisme avait des affinités marquées avec la lithiase biliaire et les dermatoses. Cette affinité se traduit souvent après la cure de Vichy, par des accès de colique hépatique, ou par des poussées eczémateuses sur les membres. Il semble se produire alors une véritable substitution dans les manifestations locales : les douleurs musculaires et articulaires s'apaisent et la lithiase biliaire, qui jusque-là avait sommeillé, évolue avec son cortège habituel de malaises périodiques. On dit alors, vulgairement, que le rhumatisme s'est déplacé. L'inverse s'observe aussi ; j'ai vu fréquemment, en effet, des cholélithiasiques indemnes jusqu'alors de tout rhumatisme, souffrir beaucoup des jointures et des masses musculaires après la disparition de leurs coliques hépatiques ordinaires.

En ce qui concerne l'eczéma, nous observons les mêmes changements ; quand il constitue la première tare arthritique, sa disparition est suivie, à bref délai, de douleurs articulaires ou musculaires durables. J'ai vu fréquemment des cas de ce genre. Aussi, lorsqu'un sujet, porteur d'une dermatose peu étendue et pas trop gênante, est issu de parents nettement rhumatiques, vient me demander avis, je respecte la dermatose et n'interviens que si l'éruption est la source de souffrances trop considérables, ou de désagréments intolérables.

Dans la goutte, la disparition d'un émonctoire de cette nature entraîne presque toujours des accidents graves ; dans le rhumatisme, il n'en est pas généralement ainsi. La guérison d'un eczéma se traduit par l'exacerbation des douleurs, par une accentuation de l'impotence fonctionnelle ; mais on n'a guère à redouter comme dans la goutte des métastases sur les viscères splanchniques ou sur le cerveau.

A Vichy, le bain à 34° produit un mauvais résultat dans le rhumatisme ; les douleurs, au lieu de s'atténuer, augmentent d'acuité, et cela dès les premières immersions. Le bain chaud à 38° ou 39° est au contraire plus calmant, mais il est gé-

néralement mal toléré à cause de l'élévation de la
température de l'eau. Pour cette dernière raison,
il est rare qu'il puisse être continué pendant toute
la durée de la cure. La douche d'eau minérale à
42° est mieux supportée que le bain chaud, et
donne des résultats plus satisfaisants ; elle assou-
plit les jointures et les muscles, fait fonctionner
régulièrement la peau. On lui adjoint d'ordinaire
le massage qui remédie avantageusement aux ankyloses et pseudo-ankyloses, aux déviations articulaires, à l'atrophie des membres.

Il y a quelques années, on a créé des établissements où l'on administre des bains et des douches
de vapeur ; nos rhumatisants n'ont qu'à se louer
de cette innovation, mais il y a une contre-indication à leur emploi, c'est quand le cœur et les
gros vaisseaux sont altérés dans leur texture.

Le traitement interne n'a pas d'action marquée
sur les manifestations extérieures du rhumatisme;
cependant, quand le malade urine quotidienne-
ment de fortes doses d'acide urique, on doit conseiller l'eau minérale en boisson. Dans ce cas,
c'est à la Grande-Grille, l'Hôpital et les Célestins
qu'on s'adressera de préférence.

XI

STATISTIQUE DES MALADES

TRAITÉS PENDANT CES DERNIÈRES ANNÉES

A L'HOPITAL DE VICHY

———

Nos services thermaux sont réservés à la cure des affections tributaires de la médication alcaline. Chaque année on les ouvre le 15 mai et on les licencie le 1er octobre suivant. Durant cette période de quatre mois et demi, on admet six séries de malades. Pour chacun d'eux, la durée moyenne de séjour est donc de trois semaines.

Les deux premières et les deux dernières saisons, affectées aux indigents des départements limitrophes, sont ordinairement les plus suivies, à cause des facilités de déplacement; les deux autres, attribuées aux départements éloignés, sont moins fréquentées, pour des raisons opposées. Toutefois, il est bon de faire remarquer que les maladies que nous traitons en juillet et en août offrent plus de gravité que celles que nous observons en mai, juin et septembre. Ce qui est généralement le contraire dans la clientèle urbaine.

Pendant les années 1884, 85, 86 et 87, que j'ai passées à l'ancien Hôpital, j'ai soigné 736 indivi-

16

dus, soit 184 par été ; je dis « individus », parce
que mon service, composé de deux salles, ne
compte que des hommes. Le nouvel Hôpital étant
beaucoup plus spacieux que l'ancien, il a été permis à l'Administration d'agrandir les services ;
c'est ainsi que l'année même de son ouverture
(1888), j'en ai traité 227, soit 43 de plus que les
années précédentes. Il est probable que cette progression ne fera qu'augmenter, lorsqu'on connaî-
tra mieux le mode d'admission, et surtout les
avantages nombreux que cet établissement présente à ceux qui sont peu fortunés.

Le relevé de tous les hommes que j'ai été appelé
à traiter durant ces cinq dernières années, tant à
l'ancien qu'au nouvel Hôpital, atteint le chiffre de
963. Sur ce nombre, 96 sont venus pour des
affections étrangères à la médication alcaline et
doivent être défalqués. Sept d'entre eux étaient
atteints de cancer de l'estomac et quatre du foie ;
un succomba pendant son séjour à l'Hôpital. C'est
donc en réalité 867 malades tributaires de Vichy,
qui me sont passés sous les yeux pendant cette
période quinquennale. Parmi eux, il en est quelques-uns — des diabétiques notamment — qui
ont été assujettis à deux cures consécutives, mais
beaucoup ont fait deux cures à une année d'intervalle, plusieurs trois et même quatre.

Les affections de l'estomac l'emportent sensiblement sur celles des autres viscères. Je relève, en
effet : 213 dyspepsies, 208 dilatations de l'estomac

ou gastrites chroniques, 26 ulcères simples et 9 gastralgies. Cette prédominance a des causes générales : alimentation grossière ou insuffisante et écarts de régime.

Toutes les formes de dyspepsie se trouvent confondues depuis la légère jusqu'à la plus tenace. Cependant, pour les combattre, ce n'est qu'exceptionnellement que j'ai dû recourir aux trois saisons de tradition à nos thermes ; deux ont suffi dans la majorité des cas, et le plus souvent les moyens classiques ont réussi à les enrayer.

Il n'en a pas été ainsi pour les gastrites chroniques et les dilatations de l'estomac. Ces deux états morbides ont exigé non seulement plusieurs cures successives, mais encore une médication plus énergique. L'eau minérale en boisson et la douche n'ont pas toujours suffi pour calmer les vomissements alimentaires et glaireux ; en maintes circonstances j'ai dû prescrire le lavage. L'Administration a fait aménager pour cet objet une petite salle spéciale, où chaque matin les malades vont pratiquer eux-mêmes cette opération avec de l'eau de la Grande-Grille. Ils retirent ordinairement de cette pratique de grands avantages.

Dans les ulcères simples, je n'ai employé qu'exceptionnellement les lavages. Jamais ils n'ont été suivis d'accidents graves, et le plus souvent ont servi à consolider la guérison.

La gastralgie idiopathique est très rare chez l'homme, le plus souvent elle est symptomatique de la lithiase biliaire. Dans les neuf cas que je relate, il ne m'a pas été possible de saisir cette filiation, aussi je les ai fait suivre d'un point d'interrogation, pour bien montrer que le diagnostic n'était pas complet.

De toutes les affections hépatiques, c'est la lithiase biliaire qui m'a fourni le plus gros contingent : 158 malades. La plupart du temps, j'ai eu affaire à des cas simples, exempts de complications sérieuses, mais non de coliques. Les engorgements du foie, indépendants de la lithiase biliaire, s'élèvent au nombre de 26. Ils tenaient le plus souvent à des écarts de régime ou à des lésions cardiaques.

Nous comptons 29 cirrhoses du foie ; la variété hypertrophique l'emporte notablement sur la variété atrophique. Bien que nous n'ayons pas eu de décès, nous avons eu affaire constamment à des cas graves. Nos malades, atteints de cirrhose hypertrophique, étaient tous amaigris, débilités ; quelques-uns même présentaient de l'héméralopie, le plus grand nombre des épistaxis abondantes.

Plusieurs de nos malades, atteints de cirrhose atrophique, avaient de l'ascite en quantité appréciable ; quelques-uns avaient été ponctionnés ; un avait même subi la paracentèse abdominale 45 fois.

Nous relevons 66 cas de diabète sucré et deux de diabète insipide. Nos glycosuriques offraient presque tous les caractères suivants : polydipsie excessive, polyurie abondante, polyphagie et amaigrissement énormes. Dans la clientèle urbaine, on ne rencontre que fort exceptionnellement la réunion de tous ces signes. Les diabétiques aisés sont gros et gras, et à part un peu de soif et la présence d'une certaine quantité de sucre dans les urines, ils ont tous les attributs de la bonne santé. Les diabétiques pauvres étonnent, au contraire, par leur maigreur, leur décrépitude et leur affaiblissement général. Les premiers vivent longtemps s'ils consentent à observer une diététique sévère ; les seconds sont voués à une mort certaine, dans un délai relativement court. Cette différence de gravité a une raison : les diabétiques hospitalisés ne peuvent suivre à domicile aucun régime particulier, à cause de leur misère ; tandis que les diabétiques non hospitalisés, jouissant d'une belle aisance et souvent même d'une grande fortune, peuvent suivre strictement tous les conseils qui leur sont donnés.

Sur nos 66 glycosuriques, deux succombèrent à l'Hôpital, d'accidents pulmonaires, et plusieurs allèrent mourir chez eux.

La gravelle urique nous a fourni 41 cas. Quelques-uns de nos malades éprouvèrent, durant leur cure, des accès de colique néphrétique qui n'eurent pas de suites fâcheuses.

Nous avons soigné 13 personnes, de catarrhe vésical. Chez plusieurs, nous avons dû pratiquer le lavage et nous n'avons eu qu'à nous féliciter de cette méthode thérapeutique.

Nous avons noté 20 entérites chroniques; c'est peu, comparativement aux affections de l'estomac et du foie. Quelques-unes avaient été contractées en France, mais le plus grand nombre provenait d'un séjour prolongé en Indo-Chine. Chez toutes, la balnéation a produit les meilleurs effets.

Les 56 autres malades comprennent des rhumatisants, des goutteux, des paludéens, des obèses, des névralgiques, des albuminuriques; mais les unités de chaque espèce morbide sont trop faibles pour que nous en tenions compte dans cette statistique.

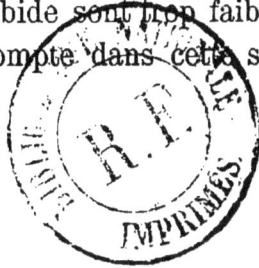

TABLE DES MATIÈRES

CONTENUES DANS CE VOLUME

Chapitre III

Maladies chroniques de l'estomac et de l'intestin.

Chapitre IV

Affections des Voies urinaires.

Chapitre V

Diabète sucré.

Chapitre VI

Goutte.

CHAPITRE IX

Maladies de l'Utérus.

CHAPITRE X

Du Rhumatisme.

CHAPITRE XI

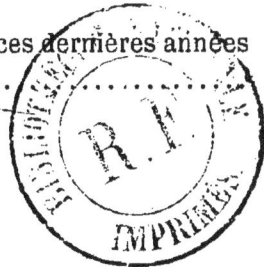

Cusset. — Imprimerie Nouvelle Simon Fumoux